Sind so kleine verletzte Seelen
Hanna Maria Buchmann

Hanna Maria Buchmann

Sind so kleine verletzte Seelen

Die Folgen emotionaler Traumata bei Kindern und deren Heilung

Eine Kinder-Psychologin erinnert sich an ihre bewegendsten Fälle

Verlag DeBehr

Herausgeber: Verlag DeBehr, Radeberg
Erstauflage: 2018
ISBN: 9783957536013

Vorbemerkung der Autorin

Die Geschichten haben sich nicht genau so zugetragen, wie ich sie hier erzählt habe. Sie wurden zum Schutz der beteiligten Personen verfremdet. Namen und Orte sowie teilweise auch biografische Daten wurden verändert, einige Begebenheiten, Handlungsabläufe und wörtlich wiedergegebene Gespräche wurden modifiziert. Die Symptome und Probleme der Patienten und die Vorgehensweise der therapeutischen Beeinflussung hingegen wurden nicht verändert.

Inhalt

Einführung

Während meiner 40-jährigen Tätigkeit als Psychologin wurde ich oft gefragt: „Arbeitest du lieber mit Kindern oder mit Erwachsenen?“ Ich konnte die Frage niemandem schlüssig beantworten.

Psychotherapie mit Erwachsenen führt nach meiner Erfahrung schneller zum Erfolg. Wenn ein Erwachsener sich Hilfe vom Psychologen holt, spürt er einen Leidensdruck. Er nimmt unangenehme Symptome wahr, von denen er sich trennen möchte. Deshalb arbeitet er in der Regel gut mit. Er hat zumindest eine Ahnung, manchmal weiß er sogar genau, was sich verändern sollte.

Ein Kind wird von einer Bezugsperson, die für seine Erziehung „zuständig“ ist, zum Psychologen gebracht. Es weiß oft nur vage, dass wohl irgendetwas nicht stimmt. Auf meine Frage bei der ersten Kontaktaufnahme, ob es wohl weiß, warum es bei mir ist, kommen selten klare Antworten. „Weil ich in der Schule schlecht bin“, „Weil ich so viel rumtobe“, „weil ich oft wütend werde“, „weil ich immer Ärger mache“ – das sind vergleichsweise noch präzise Erklärungsversuche. Die meisten Kinder zucken mit der Schulter: „Weiß ich nicht“, „Mutti meint, es ist wichtig“. Natürlich, die Eltern oder die Lehrer oder die Erzieher aus der Kita halten die Vorstellung des Kindes bei einem Psychologen für notwendig, die meisten Kinder (natürlich) nicht.

Genau deshalb sind Kinder auch oft nicht motiviert, voller Energie an der Überwindung gegebener Symptome mitzuarbeiten. Eine Ausnahme bilden jene Kinder, die starke Ängste haben. Doch das war nur ein kleiner Teil der Kinder, die zu mir in die Behandlung kamen.

Ein weiteres Problem in der psychologischen Arbeit mit Kindern ist bei den Eltern zu suchen. Einige möchten das Kind „zur Reparatur“ abgeben und „heil“ wieder abholen. Möge doch der Fachmann walten! Diesen Eltern ist nicht immer klar, dass sie selbst intensiv mitarbeiten müssen.

Andere wiederum wissen ganz genau, was mit ihrem Kind zu tun sei und woher die Symptome kommen. In der Regel spricht dies für emotionale Nähe und das Fürsorgebestreben in jeder Lebenslage. Die resultierenden Schwierigkeiten für die Therapie ebben schnell ab und sind eher harmlos. Deutlich komplizierter können sich psychologische Diagnostik und Therapie gestalten, wenn Eltern mit der Absicht kommen, ihre verfestigten Auffassungen noch einmal bestätigen zu lassen.

Und schließlich gibt es natürlich auch Fälle, wo der überzogene Versuch, Einfluss auf Bewertungen und Interpretationen des Psychologen zu nehmen, mit negativen Erfahrungen in der eigenen Kindheit, zuweilen aber auch mit Defiziten bei der Erziehung des eigenen Kindes zusammenhängt.

Für eine Verhaltenstherapie, die von der Krankenkasse finanziert wird, gab es bisher nach jeweils fünf Behandlungsstunden à 50 Minuten für das Kind eine Stunde für die Konsultation mit Bezugspersonen.

Maximal wurden 60 Stunden (in wenigen Ausnahmen 80 Stunden) für das Kind und zwölf Stunden für die Arbeit mit Bezugspersonen genehmigt. Für eine so lange Wegstrecke waren aber viele Zwischenanträge an die Kasse mit langen Begründungsschreiben notwendig.

In der Regel kam ein Kind also einmal in der Woche für 50 Minuten zu mir. Die vielen anderen Stunden der Woche war es weiter dem Einfluss seiner Familie, seiner Freunde, der Lehrer und/oder Erzieher, seiner Mitschüler oder der Kinder in der Kita ausgesetzt. Ein trivialer Sachverhalt, der aber wesentlich über Verlauf, Erfolg und Grenzen psychotherapeutischer Arbeit mit Kindern entscheidet.

Hinter einigen dieser Einflüsse verbirgt sich oft die soziale Ursache der Verhaltensauffälligkeit des kleinen Patienten. Da ist der Vater, der durch jahrelange ständige Abwertungen die Selbstwertprobleme und das gehemmte Verhalten seines Sohnes nachgerade erzeugt hat. 50 Minuten in der Woche habe ich Zeit, Selbstachtung und Selbstbewusstsein des Kindes zu fördern. Danach wird es für eine Woche wieder an die kontraproduktiven Wirkungsmöglichkeiten jenes Vaters „zurückgegeben", der seinen Sohn vielleicht gerade an diesem Tag mit mürrischem Gesicht abholt, erbost darüber, dass das Kind sich nicht schnell genug seine Jacke überstreift ...

Der Gedanke, das Kind nach der Therapiestunde wieder störungsförderlichen Einflüssen aussetzen zu müssen und schwerlich etwas dagegen tun zu können, hat mich in solchen Fällen stets bedrückt und traurig gestimmt. Aber: Obwohl es ja mein erklärtes Ziel war, dem Kind zu helfen, hat es mich manchmal erstaunt, dass dies auch tatsächlich gelang - trotz solcher therapiehintertreibenden Alltagsbedingungen.

Schon das Beispiel macht deutlich: Neben notwendigen Veränderungen von kindlichen Einstellungen und Verhaltensmustern ist es vielfach notwendig, bestimmte Änderungen in der (unter anderem sozialen) Lebenssituation des Kindes anzustreben. Erwachsenen kann man gegebenenfalls empfehlen, mit einem anderen Job auch den Chef zu wechseln oder über ein anderes soziales Umfeld nachzudenken. Bei Kindern sind - mit Ausnahme von Extremfällen, in denen das Kind unmittelbar und sofort geschützt werden muss - die Möglichkeiten situativer Veränderungen naturgemäß eingeschränkt. Hier ging es mir in der Hauptsache darum, Unterstützer, Verbündete auszumachen und sie für die helfende Mitarbeit zu motivieren. In gewisser Weise war ich darauf angewiesen. Deshalb verfolgte ich dieses Ziel gerade auch bei jenen, die durch ihr bisheriges Wirken zum Problem des Kindes mutmaßlich beigetragen haben.

Die psychotherapeutische Arbeit mit Kindern halte ich für schwieriger als die Behandlung Erwachsener. Dennoch habe ich sehr gern mit Kindern gearbeitet. Wirklich ausnahmslos habe ich ihr Vertrauen gewinnen können. Alle kamen nach der Überwindung erster Berührungsängste gern in die Praxis, und sie waren auch immer ein wenig traurig, wenn die Therapie zu Ende ging. Ich freute mich über ihre Neugier, ihre Freude an großen und kleinen Fortschritten, tröstete sie, wenn sie verzweifelt darüber waren, dass sich nicht schnell genug alles zum Positiven wendete, und bewunderte ihren Mut, sich auf das Unternehmen, das die Erwachsenen Psychotherapie nennen, einzulassen. All das vermisse ich.

Linda - Ein kleines Mädchen übernimmt große Verantwortung

Die erste Patientin, von der ich berichten möchte, nenne ich Linda. Sie wurde von Frau M. zu einer Therapie bei mir angemeldet, die ich als sehr gute Pädagogin und einfühlsame Gruppenmutti aus der Behandlung anderer Kinder dieser Gruppe kannte. Die Gruppe bestand aus fünf Kindern unterschiedlichen Alters und wohnte in einem Einfamilienhaus. Frau M. war in einem Verein angestellt, dem das Haus gehörte. Der Verein wies die Kinder zu und hatte die Hoheit über die Finanzen. Die „Mutti", Frau M., war für 40 Wochenstunden angestellt, ihr Mann, der als Gruppenvater fungierte, für 20 Stunden. Weitere 20 Stunden arbeitete er noch außer Haus.

Die beiden deckten rund um die Uhr und sieben Tage in der Woche die Betreuung ab. Das ging natürlich weit über die bezahlte Arbeitszeit hinaus. In ganz dringenden Fällen oder bei Erkrankung konnten sie beim Verein eine Aushilfe beantragen. Frau M. verrichtete ihre Arbeit sehr gern und versuchte, ohne Aushilfe auszukommen. Sie hatte eine sonderpädagogische Ausbildung und deshalb überwiegend „schwere Fälle" in der Gruppe, die sie den meist ungelernten Aushilfen nicht zumuten wollte. Sie lebte mit und für die Kinder der Gruppe. Ihren Urlaub verlebte sie mit den Kindern und finanzierte vieles von ihrem Gehalt, da das Geld des Vereins nur für das Allernotwendigste reichte.

Frau M. meldete Linda an, ohne sie schon einmal gesehen zu haben. In vier Wochen sollte das Kind bei ihr einziehen. Ihr war klar, dass Linda psychologische Hilfe benötigen wird, nach allem, was sie vom Jugendamt über das bisherige Leben des Kindes erfahren hatte. Sie wusste auch, dass ein Therapieplatz nicht so schnell zu bekommen war.

Ich sah, dass es Frau M. sehr schlecht ging, als sie vor mir stand. Sie war blass und hatte verweinte Augen. Sie erzählte mir, dass sie tieftraurig sei, weil sie die zwölfjährige Lilli aus ihrer Gruppe verlieren werde. Sie lebte mit dem Wissen, dass immer mal wieder ein Kind die Gruppe verlässt, weil es vom Jugendamt zu den Erziehungsberechtigten zurückgeführt oder keine sonderpädagogische Betreuung mehr benötigt und deshalb in eine andere Familiengruppe versetzt würde. Das war in der Regel ein trauriger Abschied für die „Geschwister“, die das Kind auf Zeit hatte. Meistens wollten die Kinder nicht fort, doch danach ging es nicht. Ein Platz in ihrer Gruppe war durch ihre Sonderausbildung teurer als anderswo. Je länger die Kinder da waren, desto schwerer war eine Trennung für alle.

Doch jetzt sollte Lilli gehen. Damit hatten weder sie noch ihr Mann je gerechnet. Lilli war mit einem Jahr zu ihnen gekommen, weil ihr Vater ihre Mutter ermordet hatte. Der Vater saß im Gefängnis und war zu 15 Jahren verurteilt worden. Nach zehn Jahren wurde er begnadigt. Das hatte man Frau M. nicht mitgeteilt.

Sie hatte mit ihrem Mann Lilli großgezogen wie ein eigenes Kind. Beide gingen davon aus, dass Lilli bis zur Volljährigkeit bei ihnen leben werde. Lilli war ein unbeschwertes Kind ohne ernsthafte Probleme. Sie lernte sehr gut, hatte viele Freunde und trainierte in einer Gymnastikgruppe. Zu Hause half sie viel und engagierte sich bei der Integration jedes neuen Kindes, das in die Gruppe kam. Sie wusste, dass sie einen Vater hat, der im Gefängnis sitzt. Doch das spielte in ihrem Alltag keine Rolle. Sie kannte ihn nicht, sie hatte ein Zuhause.

Nun erfuhr Frau M., dass der Vater schon vor einem Jahr aus dem Gefängnis entlassen worden war, seinen Alltag gut meistere und nun sein Kind zu sich holen wolle. Dem würde nichts im Wege stehen, da er seine Strafe abgesessen hatte und ihm das Erziehungsrecht damals nicht entzogen worden war. Lilli sollte an vier Wochenenden zur Gewöhnung zu ihm fahren und dann ganz zu ihm ziehen. Der Vater wohnte eine Autofahrstunde entfernt. Lilli würde nicht nur ihr Zuhause verlieren, sondern auch ihre Schulkameraden, ihre Sportgruppe und ihre Freunde.

Lilli weine nur noch, berichtete Frau M., und sie weine mit ihr. Zweimal schon fanden diese Besuchswochenenden statt. Lilli wurde von einer Jugendamtsmitarbeiterin zum Vater gefahren und auch wieder zurückgebracht. Danach sprach sie kaum, aß kaum und weinte. Doch das Amt bleibe hart. Es gebe keine rechtliche Grundlage, dem Vater das Kind zu entziehen. Er gebe sich Mühe, habe für Lilli ein Zimmer eingerichtet und einen Kurs über Kindererziehung absolviert.

Frau M. machte sich große Vorwürfe, nie einen Adoptionsantrag für Lilli gestellt zu haben. Nun war es zu spät. Der Vater wollte „sein" Kind - um jeden Preis!

Ich fühlte mit Frau M. und mit Lilli. Ich kannte Lilli nicht, doch mir war klar, was sie durchmachte. Sie wird aus einer intakten Familie gerissen, in der sie sich wohl fühlt. Sie verliert all ihre Freunde. Sie weiß, dass der Mann, bei dem sie jetzt leben soll, der *Mörder ihrer Mutter* ist! Eine Traumatisierung war vorprogrammiert.

Ich versprach Frau M., mich mit dem Jugendamt in Verbindung zu setzen. Leider erreichte ich gar nichts. Man wies mich ab, weil ich Lilli nicht in Behandlung hatte. Man war nicht bereit, sich überhaupt meine Bedenken anzuhören. Alles verlaufe rechtmäßig. Lilli sei schon viel zu lange in der Familie, weil sie ja nicht verhaltensauffällig sei. Ein so teurer Pflegeplatz stände ihr gar nicht zu.

Das nächste Gespräch mit Frau M. hatte ich zehn Wochen später, als es um Linda ging. Lilli war unter Tränen zum Vater gebracht worden. Einen Tag zuvor hatte die Familie für sie eine Abschiedsfeier ausgerichtet, doch Lilli war ins Bett gegangen und hatte sich die Decke über den Kopf gezogen. Der Vater hatte dann jede Kontaktaufnahme der Familie zu Lilli untersagt. Frau M. hatte das schriftlich vom Jugendamt bekommen. Ihr wurden Sanktionen angedroht, solle sie sich nicht daran halten.

Kurz darauf brachte man ihr Linda, ein Mädchen, das ihre ganze Aufmerksamkeit beanspruchte. Frau M. erzählte mir Lindas Geschichte, soweit sie diese vom Jugendamt erfahren hatte. Linda war das Kind einer alkoholkranken Mutter. Der Vater war unbekannt. Sie lebten in einer kleinen Zwei-Raum-Wohnung.

Die Mutter ging keiner geregelten Arbeit nach. Sie lebten von dem Geld, das die Männer bezahlten, die täglich bei ihr ein- und ausgingen. Linda besuchte nie eine Kindereinrichtung. Die Mutter war oft betrunken. Es gab keine regelmäßigen Mahlzeiten. Linda musste sich am Kühlschrank selbst bedienen, sofern darin etwas lag. Die Männer waren zu ihr meistens nett, schenkten ihr Süßigkeiten und manchmal auch Obst. Dafür durfte sie diese bei der Mutter nicht stören.

Als Linda drei Jahre alt war, wurde ihre Schwester Luzie geboren. Die Mutter entband Luzie zu Hause. Linda war dabei. Sie war begeistert, ein Schwesterchen zu haben. Die Mutter hatte dieses Kind nie angemeldet. Kein Amt wusste von Luzies Existenz. Wenn die Männer kamen, brachten sie jetzt vermehrt Alkohol mit. Gemeinsam wurde getrunken. Oft lag die Mutter völlig betrunken im Bett. Das Baby schrie vor Hunger. Einer der Männer brachte Babymilchpulver mit und zeigte der dreijährigen Linda, wie man Babymilch bereitet. Von jetzt ab war es Lindas Aufgabe, wenn das Baby schrie, ein Fläschchen zu bereiten und Luzie zu füttern. Die Mutter trank mehr und mehr, lag oft nicht ansprechbar im Bett.

Es müssen wohl drei Männer gewesen sein, die ab und zu

kamen und Babynahrung, Windeln sowie Lebensmittel brachten. Linda wechselte jetzt auch die Windeln. Sie liebte das Baby, schlief mit ihm in einem Bett. Sie versorgte mit ihren drei Jahren nicht nur das Baby, sondern brachte auch der Mutter Tee und Brot. Wie genau der Alltag ablief, war nicht bekannt.

Nach Monaten müssen sich die Männer zurückgezogen haben. Die Lebensmittel blieben aus. Das Baby schrie viele Stunden. Da hielt es Linda nicht mehr aus. Sie klingelte im Nachbarhaus und bat um Babynahrung. Die Nachbarin war entsetzt, als sie Luzie erblickte. Sie war schmutzig, hatte völlig verfilzte Haare und viel zu kleine Sachen an. Die Mutter lag völlig betrunken im Bett. Luzies Haut war ganz klebrig und verkrustet, und sie weinte leise vor sich hin.

Die Nachbarin alarmierte die Behörden. Noch am selben Tag wurden die Kinder aus der Wohnung geholt und die Mutter in ein Krankenhaus gebracht. Linda widersetzte sich schreiend und kratzend der Herausnahme. Sie wollte sich nicht von der Schwester trennen lassen. Sie kam in ein Übergangsheim. Dort verweigerte sie die Nahrung, griff jeden an, der etwas von ihr wollte. Sie wurde gezwungen zu duschen und sich die Haare schneiden zu lassen. Nahrung spuckte sie sofort wieder aus. Sie schrie nach Luzie, schrie, dass Luzie ohne sie nicht überleben würde. Sie war in dem Heim nicht zu führen, wurde in eine Pflegefamilie überstellt, die sie schon nach drei Tagen vom Jugendamt abholen ließ.

In zwei weiteren Pflegefamilien blieb sie auch nur wenige Wochen. Niemand konnte das Mädchen bändigen. Es rebellierte, wollte sich nicht einfügen, weinte viel, wollte zur Schwester und zur Mutter. Sie lebte danach ein paar Monate auf einer kinderpsychiatrischen Station. Dort wurde eine Alkoholenzephalopathie (Schädigung des Gehirns des Kindes durch Alkoholmissbrauch der Mutter während der Schwangerschaft) diagnostiziert. Weiterhin sei Linda körperlich erheblich retardiert. Die intellektuelle Entwicklung sei jedoch nur wenig beeinträchtigt.

Als sie entlassen wurde, erhielt sie einen Platz in einer sonderpädagogischen Kindertagesstätte und wurde einer Pflegefamilie zugewiesen. Dort zündete sie nach einer Woche die Gardinen an. Die Familie weigerte sich, sie zu behalten. Daraufhin kam sie in die Familie von Frau M. Vier Wochen lang schickte Frau M. das Mädchen nicht in die Tagesstätte und versuchte in dieser Zeit, durch intensive Präsenz Kontakt zu ihr aufzubauen.

Linda hatte alle Familienmitglieder nur mit bösem Blick angefunkelt und in der ersten Woche kein Wort gesprochen. Sie wies jeden Körperkontakt zurück. Frau M. ließ sie im Haus erst einmal gewähren. Sie machte ihr keine Vorschriften. Sie zeigte Linda ihr Zimmer und stellte ihr die anderen Familienmitglieder vor. Der Familienvater hielt sich ganz zurück. Niemand verlangte etwas von ihr. Wenn alle zum Essen um den Tisch saßen, rief Frau M. sie. Wenn sie nicht kam, holte sie niemand. Ihr Essen wurde nicht abgeräumt. Sie konnte davon essen, wann sie wollte. Wenn alle Kinder sich zum Schlafen fertig machten, forderte Frau M. auch Linda freundlich auf, zwang sie aber nicht. Während die Kinder schon schliefen, streifte das Mädchen noch Stunden durchs Haus. Frau M. blieb auf, saß im Sessel und las ein Buch. Nach 24 Uhr legte sich das Kind irgendwo hin. Mal unter die Treppe, mal in eine Flurecke, mal in die Badewanne …

Wenn sie eingeschlafen war, trug Frau M. sie mit ihrem Mann zusammen ins Bett. Sie selbst legte sich auch in Lindas Zimmer hin. Das Mädchen schlief sehr unruhig, schrie oft im Schlaf, nässte jede Nacht ein. Frau M. wechselte kommentarlos das Bettzeug. Nach etwa 14 Tagen wurde Linda zugänglicher. Sie setzte sich zum Essen mit an den Tisch, sprach jetzt auch mit Frau M. Auf die anderen Kinder und den Familienvater ging sie noch nicht ein.

Frau M. begann, mit Linda zu spielen und zu basteln, während die anderen in der Schule oder im Kindergarten waren. Linda hatte nur eine sehr kurze Aufmerksamkeitsspanne. Sie wechselte die Beschäftigungsinhalte sehr schnell. Gelangen ihr die Dinge nicht gleich, warf sie Gegenstände vom Tisch. Immer wieder rief sie aus, dass sie zu Luzie und ihrer Mama wolle. Wenn Frau M. ihr sagte, dass sie auch nicht wisse, wo die beiden wären und es deshalb jetzt nicht möglich sei, führte das regelmäßig zu heftigen Trotzreaktionen. Linda warf dann mit Geschirr um sich, kippte Stühle um, zog die Decke mit allem, was sich darauf befand, vom Tisch und fluchte lautstark.

Die anderen Kinder in der Pflegefamilie versuchten nicht, mit Linda zu spielen. Sie gingen ihr aus dem Weg. Lindas funkelnde böse Blicke hielten sie wohl ab.

Ich war gespannt auf meine erste Begegnung mit Linda. Ein kleines Mädchen, das optisch eher wie ein kleiner Junge wirkte, betrat den Raum und fixierte mich aus stahlblauen Augen. Vom Anblick ihrer Körpergröße hätte ich sie auf knapp vier Jahre geschätzt. Sie gab mir nicht die Hand. „Was soll ich hier?“, fragte sie. „Ich möchte dir helfen, dich wohler zu fühlen“, antwortete ich ihr. „Dann bringe mir Luzie und Mama“, sagte sie. „Vielleicht gelingt es mir zusammen mit deinen Pflegeeltern, doch bis dahin musst du dich gedulden. Vielleicht gibt es ja noch mehr im Leben, was dich zufriedener werden lässt.“ Ich sprach mit ihr wie mit einer Großen. „Nein“, sagte sie. Ihre Mimik erschien gelöster.

Sie setzte sich auf einen Stuhl und sah mich an. Ich erklärte ihr, sie könne sich alle Spielsachen anschauen und damit spielen, wenn sie es möchte. Ich würde auch mitspielen, wenn das ihr Wunsch sei. „Nichts weiter?“

„Nein“, sagte ich, „nichts weiter.“ Sie blieb die gesamte Therapiestunde auf dem Stuhl sitzen, wippte mit den Füßen und beobachtete mich unentwegt. Ich tat so, als würde ich mich mit Akten beschäftigen. Als die Zeit vorbei war, erklärte ich ihr, dass sie immer nach 50 Minuten gehen müsse und dass ich mich darauf freue, sie in der nächsten Woche wiederzusehen. Sie ging grußlos. Die zweite und dritte Stunde liefen genauso ab. Sie kam, setzte sich auf den Stuhl und fixierte mich. Ich sagte ihr, dass sie mit allem, was sie sieht, spielen dürfe, allein oder mit mir.

In der vierten Stunde stürmte sie ins Zimmer, holte sehr viel Spielzeug aus dem Schrank und verteilte es auf dem Fußboden. Die gesamte Stunde verbrachte sie damit, das Spielzeug auszukippen und durcheinander zu werfen. Dabei fixierte sie mich sehr oft. Ich sagte nichts dazu. In der fünften Stunde kam sie rein, schaute das aufgeräumte Spielzeug an und meinte: „Da haste aber zu tun gehabt, das alles wieder zu sortieren!“ Ich bestätigte, dass es sehr viel Arbeit war. Von da ab spielte sie mit mir. Sie holte diverse Sachen raus und bat mich, mit ihr zu spielen. Sie schrieb mir die Rollen vor und freute sich, wenn ich darauf einging. Sie wechselte oft den Spielgegenstand, weil ihre Aufmerksamkeitsspanne sehr gering war und sie sehr reizbezogen agierte. Aber wir konnten miteinander reden! Sie flippte nicht aus. Ich spürte, wie wichtig es ihr war, dass sie den Spielgegenstand aussuchen und den Spielverlauf bestimmen durfte.

Dieses Kind hatte in ganz jungen Jahren eine Verantwortung übernommen, die für mich beispiellos war. Es hatte die kleine Schwester versorgt. Ohne Linda hätte der Säugling wohl nicht überlebt. Sie hatte sich auch um ihre Mutter gekümmert! Sie hatte den Tagesablauf strukturiert, alle Handlungen selbst bestimmt. Dann wurde sie aus ihrem Umfeld herausgenommen und sollte nun machen, was andere sagten. Ihr Lebensinhalt war ihr genommen! Hinzu kam die Angst um Mutter und Schwester! Dass sämtliche Maßnahmen nur zu ihrem Besten waren, konnte sie nicht verstehen.

Ich versuchte herauszufinden, wo Mutter und Schwester geblieben waren. Die Jugendamtsmitarbeiterin sagte, dass es für Linda ein Kontaktverbot gäbe. Das Kind sei ja total überfordert gewesen und müsse nun erst einmal zur Ruhe kommen. Mein Einwand, dass es so nicht zur Ruhe kommen könne, wurde ignoriert. Ich erfuhr aber, dass Luzie in einer sonderpädagogischen Einrichtung sei und die Mutter in einem Krankenhaus. Das erzählte ich Linda. Ich versicherte ihr, dass beiden geholfen werde und sie es gut haben. „Ich will sie aber sehen!" Linda stampfte mit dem Fuß auf. Tränen traten ihr in die Augen. „Warum darf ich sie nicht sehen, ich habe ihnen doch nichts getan?" Ich versicherte ihr, dass sie ihnen ganz bestimmt nichts getan, sondern im Gegenteil das Leben ihrer Schwester gerettet habe, dass sie ein ganz tolles Mädchen sei und ich ihr helfen werde, die Schwester wiederzusehen.

Ich besprach mit Frau M. Möglichkeiten, Linda selbst im Tagesverlauf etwas bestimmen und entscheiden zu lassen, so, wie sie es lange Zeit tun musste. Dass dies in einem Haushalt mit fünf Kindern nur bedingt möglich sei, war mir klar. Frau M. erzählte, dass Linda sich bemühte, etwas für die Familie zu tun, dass das aber oft in Ärger mündete. So stand sie beispielsweise mitten in der Nacht auf und fing an, in der Küche für das Frühstück einzudecken. Es klapperte und polterte. Frau M. musste sie wieder ins Bett schicken, damit die anderen Kinder nicht wach wurden. In solchen Situationen rastete Linda aus. Sie bespuckte Frau M., warf mit Geschirr um sich. Sie hatte doch nur helfen wollen! Ich versuchte dann, mit Linda „Konfliktlösungen" zu spielen, ohne ihr zu sagen, dass mir Frau M. davon erzählt hatte.

Lindas Trauer um den Verlust der Schwester ließ nicht nach. Die Pflegemutti wurde immer wieder beim Jugendamt vorstellig, um eine Besuchsmöglichkeit zu erbitten. Ich unterstützte sie dabei. Linda war circa sieben Monate in meiner Behandlung, als Frau M. die Erlaubnis bekam, Luzie zu besuchen. Linda durfte nichts davon erfahren, das war die Bedingung. Luzie war inzwischen in einer Pflegefamilie. Nach dem Besuch erzählte mir Frau M. ganz aufgelöst, dass Luzie wie ein Engel wirke. Sie sei ein wunderschönes Kind mit pechschwarzen Haaren, könne aber mit ihren fast drei Jahren weder sprechen, noch würde sie ein Sprachverständnis zeigen. Sie sei Linda in keiner Weise ähnlich. Die Pflegefamilie sei mit der Förderung dieses Kindes völlig überfordert. Luzie würde brav in einer Ecke sitzen, nicht stören, gefüttert und gewindelt werden und den Familienmitgliedern zuschauen. In dieser Familie leben sieben Kinder.

Frau M. war fest entschlossen, darum zu kämpfen, dass Luzie in ihre Familie übersiedelt. Und sie schaffte es!

Eines Tages standen drei Personen im Wartezimmer: Frau M., eine strahlende Linda und ein kleiner „Engel“, der an der Hand schon ein wenig umhertappte. Linda war glücklich! Sie zeigte Luzie im Therapieraum alle Dinge, mit denen wir uns immer beschäftigten. Luzie begriff zwar augenscheinlich nichts davon, doch das war Linda egal.

Für Frau M. war die Führung dieser beiden Kinder in der Familiengruppe nicht einfach. Linda wollte immer wieder bestimmen, was mit Luzie passiert. Sie stürzte sich sofort böse auf die anderen Kinder, wenn diese zu Luzie Kontakt aufnehmen wollten. Luzie selbst war pflegeleicht, da sie nie rebellierte. Sie war geistig erheblich zurückgeblieben, spielte nie von allein, sprach kein Wort und saß, wohin man sie setzte.

Linda blühte auf, machte auf intellektuellem Gebiet große Fortschritte. Ihr bestimmendes Verhalten jedoch ließ sie immer wieder anecken. Die „Geschwister“ der Familiengruppe mochten sie nicht. Es waren ja selbst schwierige Kinder. Sie waren nicht zu gewinnen, sich auf Linda einzustellen. Zum Glück gab es in der sonderpädagogischen Tagesstätte, die sie nun regelmäßig besuchte, ein Mädchen, mit dem sie sich anfreundete. Auch die Mutter dieses Kindes war Linda gegenüber aufgeschlossen. Sie ließ die Kinder zusammen spielen, und Linda durfte dort auch mal übernachten. Diese Freundschaft war für Linda sehr wichtig. Sie erzählte mir, wenn es mit der Freundin Streit gab. Sie war bereit, mit mir diese Situationen durchzuspielen und hierbei Konfliktlösungsstrategien zu erlernen.

Die Therapiestunden liefen jetzt fast optimal ab, doch es gab auch immer mal wieder Ausrutscher. Zum Beispiel verbrachte Linda eine ganze Stunde damit, sich mit meinem Blutdruckmessgerät den Blutdruck an den unmöglichsten Körperstellen zu messen. Sie war von dem Gerät begeistert. Wir konnten uns zwar dabei unterhalten, aber sehr sinnvoll war das natürlich nicht. Es entspannte das Kind, deshalb ließ ich es geschehen. Was sie so belastet hatte, bekam ich nicht heraus.

Unsere Therapie mussten wir beenden, als Linda mit siebeneinhalb Jahren eingeschult wurde. Ich hätte gern noch länger mit ihr gearbeitet, war überzeugt, dass dies für sie auch nützlich gewesen wäre, aber wir hatten von der Krankenkasse schon mehr Stunden genehmigt bekommen, als die offiziellen Kontingente beinhalten. Aus dem weiteren Kontakt mit Frau M. erfuhr ich, dass Linda mit acht Jahren ihre Mutter wiedersah. Mutter und Tochter hatten sich nichts zu sagen. Die Mutter kam nie wieder, und Linda fragte nicht mehr.

In der Schule hatte sie aufgrund ihrer eingeschränkten Konzentrationsfähigkeit Lernprobleme. Deshalb wurde sie in der dritten Klasse in eine Förderschule für lernbehinderte Kinder umgeschult. Als sie 16 Jahre alt war, nahm das Jugendamt sie aus der Familie und brachte sie in einer Wohngruppe Jugendlicher unter. Frau M. ließ es geschehen. Sie kämpfte nicht darum, sie noch zwei Jahre zu behalten, denn es war in all den Jahren nicht leicht mit dem Mädchen.

Tina - Die „Psycho“: ein Mobbingopfer

Die Mutter meldete ihre Tochter Tina zu Beginn ihres sechsten Schuljahres zur Therapie an. Sie brachte einige etwa ein Jahr alte Befunde aus einer psychiatrischen Klinik mit. Daraus ging hervor, dass das Mädchen an einer Lese-Rechtschreib-Schwäche, einer Rechenschwäche, einer Aktivitäts- und Aufmerksamkeitsstörung und einer auditiven Verarbeitungs- und Wahrnehmungsstörung litt. Bevor sie in diese Klinik kam, sei sie ein sehr schnell erregbares, aufbrausendes Kind gewesen, das oft Stress und Unruhe in ihrem Umfeld verbreitete. Sie hatte sehr schlechte Schulleistungen und hatte deshalb eine Klasse wiederholen müssen. In der Klinik sei sie auf ein Medikament eingestellt worden, durch das sie wesentlich ruhiger, besonnener und konzentrierter geworden sei. Die Mutter schilderte begeistert die Wirkung der Tabletten. Sie mache zu Hause überhaupt keine Probleme mehr. Zuvor gab es täglich Ärger, weil sie sich nicht an Abmachungen hielt, viel kaputt machte, laufend Sachen vergaß, nie wusste, welche Hausaufgaben zu machen waren, und nachts in der Wohnung umhergeisterte. Ihre schulischen Leistungen seien zwar immer noch nicht gut, aber sie sei nicht mehr versetzungsgefährdet.

Eigentlich könne jetzt alles gut sein. Leider sei das nicht der Fall. Mindestens einmal pro Woche werde die Mutter angerufen und aufgefordert, die Tochter von der Schule abzuholen. Das Mädchen würde dann im Sekretariat sitzen, kaum ansprechbar sein und sie bekomme dann immer zu hören, dass Tina Kinder verprügelt oder Schultische umgeworfen oder Lehrer beleidigt habe. Sie habe schon Rechnungen für zerstörtes Mobiliar und zerbrochene Blumentöpfe bezahlen müssen. Tina könne an solchen Tagen nicht mit ihr über das Geschehene reden, sie sei dann viel zu aufgewühlt. Tage später spreche sie dann über den Vorfall. Ihr Bericht stimme sie immer wieder nachdenklich. Der Mutter tue ihre Tochter leid, weil sie sich offenbar nicht zu helfen wüsste. Die Mutter hoffte sehr, dass Tina angemessenes Verhalten in einer Therapie lernen könne.

Ich ließ mir die bisherige Entwicklung des Mädchens schildern. Tina ist das einzige Kind der Familie. Schwangerschaft und Entbindung verliefen ohne Komplikationen. Tina war ein sehr lebhaftes Baby, das viel schrie und wenig schlief. Ihre Sprachentwicklung verlief deutlich verzögert. Erst kurz vor ihrem dritten Geburtstag sprach sie erste Worte. Sie besuchte den Kindergarten. Es gab Klagen wegen ihrer ständigen Unruhe. Die Kinder mochten nicht mit ihr spielen.

Die Eltern kamen immer erst spät von der Arbeit und dann sollte zu Hause immer alles schnell gehen. Das funktionierte nicht, und es gab oft Streitgespräche und Tränen. Nur bei Ausflügen in die Natur an den Wochenenden oder in den Ferien verstanden sie sich gut. Da blühte Tina richtig auf.

Sie wurde altersgerecht eingeschult. Nun fingen die Probleme erst richtig an! Fast täglich gab es Einträge ins Hausaufgabenheft, weil Tina störte, nicht hinhörte, dazwischenredete, schnell ausrastete und ungenügende Leistungen erzielte. Die Abende zu Hause waren dadurch fast immer problembeladen. Oft weinte sie sich in den Schlaf. Sie hatte keine Freundinnen.

In der dritten Klasse wurde sie einer Schulpsychologin vorgestellt. Die riet zur Klassenwiederholung und zur Abklärung in der Klinik. Die Eltern widersetzten sich einer Klassenwiederholung, da sie in keinem Fach die Note „Ungenügend" hatte. Die Vorstellung von einem zusätzlichen Schuljahr war ihnen ein Grauen! In der vierten Klasse versagte Tina leistungsmäßig völlig. Nun schlugen die Eltern selbst die Wiederholung vor, die dann auch erfolgte. Sie ahnten jedoch nicht, welch ein Klima in dieser Klasse herrschte. Die Klassenlehrerin wollte

Tina nicht haben, sie wurde ihr aber zugeteilt. Sie ließ sie von Anfang an ihre totale Ablehnung spüren. Die Mitschüler merkten das.

In der alten Klasse war sie der störende Außenseiter, jetzt wurde sie zum Mobbingopfer. Die Sitzenbleiberin, mit der keiner klarkam, sollte spüren, wie gemein Kinder sein können.

Nun endlich stellten die Eltern den Antrag auf eine Untersuchung in einer kinderpsychiatrischen Klinik. Erst nach mehreren Monaten war ein Platz frei. Zu Beginn der fünften Klasse verbrachte Tina zwei Monate zur Diagnostik in dieser Klinik und wurde medikamentös eingestellt. Die Mutter war begeistert von der Wirkung der Medikamente und hoffte sehr, dass sich nun auch die schulische Situation verbessert.

Tina wurde von den Kindern der Klasse mit den Worten begrüßt: „Die Psycho ist wieder da!“ Sie nannten sie von nun an nur noch Psycho. Sie wurde geärgert, wann immer sich eine Gelegenheit bot. Tina ertrug vieles stoisch! Warfen sie ihre Mütze in den Dreck, hob Tina sie kommentarlos wieder auf. Versteckten sie ihre Schulsachen, gab sie vor dem Lehrer an, die Materialien zu Hause vergessen zu haben. Sie wehrte sich nicht, sie begehrte nicht auf, bis irgendein Angriff auf sie dann der Auslöser dafür war, unangemessen aggressiv zu reagieren.

Da stand ihre Reaktion dann in keinem Verhältnis zum auslösenden Ereignis. Die Lehrer sahen nur diesen Auslöser, ahnten nicht, was sie an mehreren Tagen an Frust aufgebaut hatte. Ein Beispiel: Ein Junge trat und schlug sie in jeder Hofpause immer dann, wenn der aufsichtsführende Lehrer nicht hinsah. Tina wehrte sich nicht, ging aber irgendwann zu dem Lehrer und bat um Hilfe. Der Lehrer ignorierte die Bitte mit der Bemerkung, dass Tina ja auch kein Engel sei. In der darauffolgenden Stunde sollte Tina laut lesen, was ihr sehr schwer fällt. Der Junge, der sie tagelang geärgert und geschlagen hatte, lachte laut. Jetzt rastete Tina aus. Sie stieß den Tisch des Jungen um, warf seine Schulsachen durch die Klasse und war von der Lehrerin nur mit größter Mühe zu beruhigen. Die Mutter wurde angerufen und Tina erhielt vier Tage Schulverbot und eine Unmenge Hausaufgaben. Selbst mit Hilfe der Mutter waren diese nicht zu schaffen. Sie weinte zu Hause stundenlang, und die Mutter weinte mit ihr. Die Versuche der Eltern, bei den Lehrern Verständnis für ihre Tochter zu entwickeln, scheiterten. Sie sei ja schließlich diagnostiziert. Man wisse ja, was sie habe! Sie sei schuld!

Auch die Schulpsychologin schaffte es nicht, das Klima zwischen Tina, den Mitschülern und den Lehrern zu verbessern. Sie bot Tina an, bei Konflikten die Klasse zu verlassen und zu ihr zu kommen. Davon machte das Mädchen keinen Gebrauch. Es war ihm peinlich. Nun sollte ich Tina beibringen, sich anders zu verhalten und Freundinnen zu finden. Mir war nicht wohl bei dem Gedanken.

Dann lernte ich Tina, ein großes, kräftiges Mädchen, kennen. Sie begegnete mir freundlich und aufgeschlossen, gab mir aber deutlich zu verstehen, dass ich ihr bei ihren Problemen mit Sicherheit nicht helfen könne. Ihr wäre nicht zu helfen. Sie sei in einer Klasse, die sich nicht benehmen könne, und unter diesen Bedingungen könne man nicht lernen. Die Lehrer seien alle durchweg „bekloppt“. Sie müsse da eben durch! Trotzdem würde sie aber gern zu mir kommen. Es könne ja nicht schaden.

Am Nachmittag gehe sie einmal zur Mathe-Förderung, einmal zur LRS-Therapie und nun eben auch noch einmal zu mir. Freunde habe sie ja keine, also verpasse sie nichts. Das sei in Ordnung. Sie wirkte ruhig und gelassen.

Die psychologische Testdiagnostik ergab deutliche Hinweise auf unterdrückte Angst, Gefühle von Hilf- und Hoffnungslosigkeit, ein geringes Selbstwertgefühl und unzureichend entwickelte Konfliktbewältigungs- und Problemlösungsstrategien.

Sie hatte (wohl in der Klinik?) gelernt, sich in Konfliktsituationen völlig zurückzunehmen. Das gelang ihr durch die Wirkung der Tabletten. Da aber stetig neue Angriffe auf ihre Person erfolgten, stieg in ihr die Spannung kontinuierlich an. Wenn sie diese Spannung nicht mehr ertrug, „explodierte" sie unkontrolliert und für Außenstehende, die nur die letzte auslösende Situation sahen, völlig überzogen.

Ich nahm mir vor, im Rahmen der Therapie ihre Identitätswahrnehmung und Selbstakzeptanz zu verbessern und sie in adäquaten Konfliktlösungsstrategien und Selbstbehauptungstechniken zu schulen.

Das Mädchen tat mir leid, denn es musste ja auch noch mit den Folgen der angeborenen Störungen (unter anderem Lese-Rechtschreib-Schwäche und Rechenschwäche) lernen zu leben. Ein schwerer Weg durch die Kindheit! Ich bewunderte Tina dafür, dass sie noch nicht zur Schulverweigerin geworden war, wie viele andere Kinder, die nicht so zu leiden hatten wie sie. Am liebsten hätte ich sie sofort in eine andere Schule umschulen lassen, um sie aus diesem schlechten Schulklima herauszunehmen. Doch die Eltern lebten mit ihr in einem kleinen Ort, dem diese Grundschule zugeteilt war. Das Amt hätte die Fahrkosten für eine weiter entferntere Schule nicht übernommen. Tina musste das Schuljahr hier durchstehen. Danach würde man für eine weiterführende Schule die Kosten übernehmen. Ich bat die Mutter, eine Schule auszusuchen, in die kein anderes Kind ihrer jetzigen Klasse käme. Ich wollte ihre Tochter befähigen, die Rolle des Mobbingopfers dann vollständig abzulegen.

Tina arbeitete in den Therapiestunden sehr gut mit, gab mir aber immer wieder zu verstehen, dass sie an dieser Schule an ihrer Situation nichts ändern könne. Detailliert schilderte sie mir die Quälereien, die sich ihre Mitschüler und Mitschülerinnen ausdachten, und die Abwertungen, die sie speziell von ihrer Klassenlehrerin erfuhr. Auch die Lehrerin nannte sie manchmal „Psycho“. Aussprachen unter Hinzuziehen des Direktors brachten immer nur kurzfristig kleine Entspannungen.

Bis zum Ende des Schuljahres hatten wir 45 Therapiestunden durchgeführt. Tina war selbstbewusster und in ihren Reaktionen etwas kompetenter geworden. Ich hoffte sehr auf den Einfluss der neuen Schule, um dann noch wirkungsvoller mit Tina arbeiten zu können.

Leider rastete sie kurz vor Schuljahresende noch einmal sehr aus! Die Klassenlehrerin hatte einen Aufsatz von ihr vor der ganzen Klasse lächerlich gemacht. Tina nahm daraufhin ein Buch und schlug damit auf sie ein! Das Mädchen wurde für die letzten zwei Schulwochen suspendiert, und man verweigerte ihr das Zeugnis. Sie würde in vier Wochen benachrichtigt werden, ob die Lehrerkonferenz den Beschluss fasst, dass sie nicht versetzt wird.

Noch ein Schuljahr an dieser Schule war für sie, die Eltern und auch für mich als ihre Therapeutin eine grauenvolle Vorstellung. Tina sah ein, dass sie ein schweres Fehlverhalten begangen hatte. Brav übte sie mit mir angemessene Reaktionen. Doch es war zu spät.

Zum Glück wurde sie versetzt und durfte die Schule wechseln. Wir atmeten alle auf! Zwei Busfahrten à 45 Minuten mussten jetzt in ihren Tag integriert werden. Dazu kamen sechs bis sieben Schulstunden pro Tag, zweimal pro Woche Förderunterricht und einmal Therapie bei mir. Hausaufgaben musste Tina natürlich auch noch machen. Das waren jetzt an der Oberschule ganz schön viele! Ein zu umfangreiches Programm für ein Kind! Doch Tina bewältigte es. Sie hatte gelernt, ihre Verhaltensmuster so zu verändern, dass sie eine anerkannte Mitschülerin wurde. Stolz berichtete sie mir, dass jetzt ein anderes Kind ein „Opfer“ sei (aus ihrer Sicht verständlich). Nach drei Monaten Unterricht unternahm die Klasse eine Wochenendfahrt. Sie meisterte diese Fahrt ohne Probleme und erzählte mir freudig von schönen Erlebnissen.

Wir vergrößerten zuerst die Abstände zwischen den Konsultationen und beendeten die Therapie nach dem Schulhalbjahr. Tina hatte bis dahin keinen einzigen Ausraster gehabt! Sie war keine gute Schülerin, kam jedoch leistungsmäßig mit. Mehr war nicht zu erwarten. Wir waren alle zufrieden.

Matthes - Ein Junge, der weiß, dass seine Mutter bald sterben wird

Als ich aus dem Fenster meines Therapieraumes schaute, sah ich einen Jungen stehen, der die Tür unseres Hauses beobachtete. Ich dachte, er würde auf jemanden warten. Als er aber nach der Verabschiedung von meinem letzten Patienten dort immer noch stand, wunderte ich mich. Am nächsten Nachmittag stand er wieder da. Als ich zwei Stunden später mit meiner Arbeit fertig war und ihn immer noch dort stehen sah, ging ich zu ihm und sprach ihn an: „Wartest du auf ein anderes Kind?"

„Bist du das, zu der die Kinder hier hingehen?", antwortete er mit einer Gegenfrage. „Ja", sagte ich, „ich arbeite mit Kindern, die Sorgen, Probleme oder Ängste haben. Sie kommen zu mir, und wir suchen Lösungen."

„Die kommen aber immer alle fröhlich raus", entgegnete er. „Das hast du beobachtet? Das finde ich schön." Ich musste schmunzeln. „Hast du denn auch Sorgen oder Probleme? Andere Kinder gehen nach der Schule spielen. Warum tust du das nicht? Warum stehst du hier?", erkundigte ich mich.

Ich fand das Verhalten für einen etwa neun Jahre alten Jungen merkwürdig. Statt einer Antwort füllten sich seine Augen mit Tränen, und er lief davon. Am nächsten Nachmittag stand er wieder da. Ich ging am Abend wieder zu ihm. „Sagst du mir, wie du heißt und ob du hier in der Nähe wohnst?", fragte ich ihn. Er hieß Matthes und wohnte ein paar Häuserblöcke weiter. „Wenn du Sorgen hast, Matthes, komm mit deinen Eltern in meine Sprechstunde, und wir schauen, ob ich dir helfen kann", ermunterte ich ihn, „und nun lauf heim, deine Eltern warten sicher schon."

„Auf mich wartet keiner!", schrie er und rannte davon.

Ich blieb erschrocken zurück. Hatte ich falsch reagiert? Aber ich durfte mich doch ohne Elternauftrag nicht mit dem Jungen beschäftigen. Jetzt hoffte ich, dass er am nächsten Tag wieder dort stehen würde. Doch an den nächsten zwei Tagen kam er nicht. Ich musste immer wieder an ihn denken, denn sein Verhalten war ungewöhnlich.

Dann stand er wieder da. Ich setzte mich auf einen Mauervorsprung und bat Matthes, sich zu mir zu setzen und mir von seinem Kummer zu erzählen. Unter Tränen berichtete er mir, dass seine Mama krank sei und sterben werde. Der Papa erlaube ihm nicht, sie im Krankenhaus zu besuchen. Er solle sie so in Erinnerung behalten, wie sie aussah, als sie noch zu Hause war.

„Ich muss sie doch aber besuchen", schluchzte er. „Sie denkt doch sonst, ich hätte sie nicht mehr lieb. Ich muss ihr so viel erzählen. Ich habe eine Eins in Mathe, und meine Meerschweinchen haben Junge. Das muss sie doch wissen! Darüber freut sie sich! Papa sagt immer nur nein, nein, nein! Jeden Tag schreibe ich ihm auf einen Zettel, dass ich zu Mama will. Ich sehe Papa ja gar nicht mehr."

Er erzählte mir dann weiter, dass der Papa immer nach der Arbeit ins Krankenhaus gehe. Irgendwann am Abend ruft er dann an und sagt, es sei an der Zeit, Abendbrot zu essen und dann ins Bett zu gehen. Der Papa komme erst, wenn er schon schläft. Am nächsten Morgen weckt Papa ihn und sagt, er müsse jetzt zur Arbeit gehen, Frühstück stehe in der Küche. Er sei seit Wochen allein. Er mache ja alles, weil er weiß, dass Mama so krank sei, aber er wolle sie besuchen! Das müsse Papa doch einsehen. Nachdem er mir das erzählt hatte, weinte er bitterlich.

Ich konnte Matthes gut verstehen, und das sagte ich ihm auch. Doch der Vater hatte sicher Gründe. Ich musste mit ihm sprechen. Ich bat Matthes, mir seine Telefonnummer zu geben.

„Dann musst du aber in der Nacht anrufen, vorher ist Papa ja nicht da", meinte er. Ich fragte Matthes nach dem Namen seiner Mutter und dem Krankenhaus, in dem sie liegt. „Sie heißt Maria Engel - und ist ein Engel", sagte er. „Sie ist sooo lieb! Warum muss sie sterben? Warum? Sie hat nichts Böses getan!"

„Die wenigsten Menschen sterben, Matthes, weil sie etwas Böses getan haben. Ich versuche herauszubekommen, warum du deine Mama nicht besuchen kannst", versprach ich ihm. „Dann rufe ich dich an. Und du versprichst mir, von jetzt ab am Nachmittag wieder mit anderen Kindern zu spielen, ja?" Er atmete tief durch, nickte dann etwas halbherzig und trottete davon.

Der Junge tat mir unheimlich leid. In der nächsten Mittagspause ging ich zum Krankenhaus. Ich wollte da sein, bevor der Vater kam. Ich bekam die Auskunft, dass Frau Engel auf der Intensivtherapiestation liegt. Dort musste ich klingeln. Dann bekam ich einen Kittel, eine Haube, Schuhüberzieher und einen Mundschutz. Ich fragte die Schwester, die mir die Sachen brachte, ob der Sohn von Frau Engel auch kommen dürfe, wenn er solche Schutzkleidung anzieht. Ja, das ginge, sagte sie, nur der Vater hätte untersagt, dass das Kind hineingelassen wird.

Dann ging ich zu Frau Engel. Sie lag in einem Bett, war an zahlreiche Monitore angeschlossen, und mehrere Schläuche führten in den Arm. In die Nase führte ein Beatmungsschlauch. Mein erster Gedanke war, dass es für ein Kind sicher schwer zu verkraften ist, die Mutter so zu sehen, dass es aber wohl noch schwerer ist, sie gar nicht zu sehen. Ich stellte mich Frau Engel vor und erzählte ihr, dass Matthes zu mir gekommen sei. Ihre Augen füllten sich mit Tränen. Es fiel ihr sehr schwer zu sprechen. Sie würde ihn so gern in die Arme schließen, doch ihr Mann hielt das nicht für gut. Er hätte Angst, dass sich Matthes etwas antut, wenn er sie so sehe. Ich sagte ihr, dass ich Angst um Matthes' Gemütszustand habe, wenn er sie *nicht* sehen dürfe. Sie vertraute mir an, dass sie nicht mehr lange zu leben habe. Sie warte auf einen Platz in einem Hospiz. Sie wäre sehr glücklich, dürfte sie Matthes noch einmal in die Arme schließen. Ich ließ ihr meine Karte mit der Telefonnummer da. Wenn sie mochte, solle sie die ihrem Mann geben. Ich wäre bereit, Matthes auf so einen Besuch vorzubereiten. Sie lächelte, als ich mich verabschiedete.

Noch am selben Abend rief der Mann mich an. Er hätte die Situation wohl falsch eingeschätzt, und er wäre dankbar, wenn ich Matthes vorbereiten würde. Am nächsten Tag kam er zu mir, unterschrieb die notwendigen Formulare und bat mich, Matthes weiterhin zu betreuen, wenn seine Frau gestorben sei. Ich bat ihn, sich etwas mehr Zeit für Matthes zu nehmen, denn ich war überzeugt, dass seine Frau das verstehen würde. Er versprach mir, nun öfter mit dem Jungen Abendbrot zu essen, ihn dann ins Bett zu bringen und sich noch ein wenig mit ihm zu unterhalten. Da ich Matthes auf keine Warteliste für eine Therapie setzen konnte und alle Therapiezeiten ausgebucht waren, verlängerte ich nun an mehreren Tagen meine Arbeitszeit. Schließlich war der Junge ein besonderes Kind, denn er hatte mit neun Jahren allein den Weg zu mir gesucht. Einen solchen Fall hatte ich zuvor noch nicht. Dieses Vertrauen durfte ich nicht enttäuschen.

Ein strahlender Junge betrat meine Praxis. „Ich darf zu Mama, wenn du sagst, dass ich es verkrafte. Und das sagst du doch, nicht wahr? Ich verkrafte es!", so begrüßte er mich. Ich unterhielt mich dann mit ihm über Intensivstationen, wie es dort aussieht und warum Bestimmtes nötig sei. Ich zeigte ihm Bilderbeispiele im Internet. Dann erzählte ich ihm, wie seine Mama aussieht und was er alles anziehen muss, wenn er zu ihr will. „Aber dann erkennt sie mich doch gar nicht" war seine Sorge. Ich beruhigte ihn, dass die Mama seine Augen und seine

Stimme unter Tausenden Kindern erkennen würde. Wir malten dann noch ein Bild von einem Therapiebett und wie ein Mensch dort mit Kabeln und Schläuchen verbunden liegt, die ihm die Schmerzen nehmen, ihm Nahrung geben und ihm helfen, zu atmen. Matthes holte tief Luft und versprach, ganz tapfer zu sein, damit er Mama regelmäßig besuchen dürfe. Und das war er auch.

Er kam dreimal in der Woche zu mir und besprach mit mir seine Fragen und Gedanken. Ich schenkte ihm ein leeres Heft mit einem schönen Einband und sagte, dies sei ein „Mama-weißt-du-noch-Erinnerungsbuch". Ich schlug ihm vor, in dieses Buch schöne Erinnerungen aus seinem Leben, in dem Mama noch gesund war, einzutragen. Er könne ein Bild malen, eine kleine Geschichte schreiben oder auch ein Foto einkleben. So könne er Mama jedes Mal, wenn er sie besucht, eine neue Erinnerung mitbringen. Das fand er toll.

Sofort fiel ihm eine Geschichte ein. Sie waren in einem Vergnügungspark. Dort gab es eine große Wasserrutsche. Er wünschte sich, dass Mama mit ihm rutscht. Sie hatte Angst, wollte nicht. Dann konnte er sie aber überreden, und sie hatte solchen Spaß daran, dass sie dreimal mit ihm rutschte. Er malte eine solche Rutsche in sein Heft und lächelte dabei.

Jedes Mal, wenn wir uns sahen, zeigte er mir neue „Mama-weißt-du-noch-Geschichten". Mama sei sehr glücklich darüber, verriet er mir. Ich gab ihm den Rat, dieses Heft später seinen Kindern zu zeigen, damit sie etwas über ihre Oma erfahren. Er fiel mir um den Hals. Er war sehr froh über diese Idee und schrieb und malte sehr viel in sein Heft.

Drei Wochen später bekam die Mutter einen Platz in einem Hospiz, und weitere drei Wochen später starb sie. Matthes war darauf vorbereitet. Wir hatten viel über das Sterben gesprochen. Er hatte erkannt, dass der Zustand, in dem seine Mama sich befand, kein schönes Leben für sie war und dass niemand mehr verhindern konnte, dass sie starb. So nahm er ihren Tod sehr gefasst an. Ich schlug dem Vater vor, einen Kurantrag für sich und das Kind zu stellen, der auch sehr schnell bewilligt wurde. Beide fuhren sechs Wochen nach dem Tod der Mutter ans Meer. Das tat ihnen gut. Ich sah Matthes dann noch ein paarmal in größeren Abständen. Dann beendeten wir die Therapie. Er ließ es sich jedoch nicht nehmen, immer mal bei mir reinzuschauen und „Hallo" zu sagen.

Als ich über Matthes nachdachte, erinnerte ich mich an eine 35-jährige Patientin (ich habe auch Erwachsene behandelt), die eine schwere Depression hatte. In langen Gesprächen wurde deutlich, dass sie noch immer unter den Ereignissen aus ihrer Kindheit litt. Die Frau lebte damals mit ihren Eltern in einem kleinen bayerischen Ort zusammen mit der ein Jahr jüngeren Schwester. Als sie vier Jahre alt war, sagte ihnen die Mutter, dass sie für ein paar Tage in ein Krankenhaus gehe und mit einem Geschwisterchen zurückkommen werde. Sie bekomme ein Baby.

Meine Patientin – ich nenne sie hier mal Luzi – freute sich riesig. Die Tage vergingen, doch die Mutter kam nicht wieder. Der Vater erzählte den Mädchen, ihre Mutter sei nun im Himmel und habe das Baby mitgenommen. Luzi war entsetzt und empört: Wie konnte die Mutter so etwas tun! Weitere Erklärungen des Vaters gab es nicht. Luzi erinnerte sich, damals viel geweint und gebockt zu haben. Auch die Nahrung habe sie zeitweilig verweigert. Trost erhielt sie von der Erzieherin im Kindergarten, die sie auch „armes Mädchen" genannt habe.

Nach ein paar Monaten zog eine Frau ein. Der Vater stellte sie als Evi vor, die nun bei ihnen wohnen würde und der die Kinder gehorchen müssten. Evi war sehr nett und kümmerte sich liebevoll um sie. Bald darauf nannten sie Evi nur noch Mama. Mit der Zeit verblasste die Erinnerung an die leibliche Mutter.

Jahre vergingen. Als die neunjährige Luzi eines Tages von der Schule nach Hause kam, war Mama Evi verschwunden. Aufgeregt fragten die Kinder, wo sie sei. Der Vater zuckte zunächst ratlos mit den Schultern, versprach aber wenig später, Mama am Sonntag zu besuchen. Die Kinder konnten sich bis dahin kaum beruhigen. Am Sonntag nahm Vater sie mit zu seiner Arbeitsstelle. Er war Krankenpfleger in einem kirchlichen Pflegeheim. Er öffnete die Tür, schob die Kinder in den Raum und vermeldete: „Da ist eure Mama." Dieses Bild, berichtete mir meine Patientin, habe sich in ihrem Gedächtnis fest eingebrannt. Da lag im Bett eine den Kindern völlig fremde, wächsern aussehende Frau, die mit starren Augen zur Decke sah. Das war doch nicht Mama Evi! Schreiend rannten die beiden Mädchen aus dem unheimlichen Zimmer.

Zu Hause erzählte ihnen dann der Vater die ganze Geschichte, die sie damals weder richtig begreifen noch verarbeiten konnten. Bedingt durch erhebliche Komplikationen bei der Geburt sei das Neugeborene gestorben und ihre leibliche Mutter in ein Wachkoma gefallen. Seitdem liege sie nun schon viele Jahre in diesem Raum und niemand könne sagen, ob sich ihr Zustand noch einmal verbessert. „Diese Frau in dem Heim interessierte mich nicht", sagte Luzi. Die hätte ihr nur Angst gemacht. Sie wollte wissen, wo Mama Evi ist! Die genaue Reaktion des Vaters war meiner erwachsenen Patientin nicht mehr erinnerlich. Aber sie begriff damals, dass Evi nicht mehr zurückkommen wird.

Viel später habe sie dann erfahren, dass die Leitung des kirchlichen Pflegeheimes, in dem ihr Vater arbeitete, ihm schwere Vorwürfe gemacht hatte. Als verheirateter Mann lebe er in „wilder Ehe", und seine Kinder hätten noch nie die Mutter besucht. Im Wachkoma, so wurde ihm vorgehalten, würden Menschen sehr wohl noch eine Menge mitbekommen, so dass nicht ausgeschlossen sei, dass die Mutter Sehnsucht nach ihren

Kindern spüre. Er solle diese Dinge in Ordnung bringen, sonst müsse er den Arbeitsplatz verlassen und aus dem Haus ausziehen, weil das Mietverhältnis an den Arbeitsplatz gebunden war. Bei seiner Entscheidung gegen diese Forderungen solle er bedenken, dass bei seiner Frau im Heim höhere Pflegekosten anfallen, weil er einen für Mitarbeiter finanziell gestützten Pflegesatz in Anspruch nehme. Seine Lebensgefährtin Evi habe ihm daraufhin vorgeschlagen, in eine andere Stadt zu ziehen, schließlich würden ja überall Pflegekräfte gebraucht. Doch dazu konnte sich der Vater nicht durchringen. Deshalb zog Evi aus.

Luzi hatte ihre Kindheit danach nie mehr unbeschwert und fröhlich erlebt. Alle vier Wochen musste sie mit zur „Mutter mit dem Wachkoma“. Jedes Mal jagte ihr der stets gleichbleibende und trostlose Anblick große Angst ein. Die Mutter blieb in diesem Zustand und verstarb nach 15 Jahren.

Sie selbst habe Evi getroffen, als sie, 16-jährig, mit einer Freundin in die Stadt ins Kino gefahren sei. Evi sei sehr erstaunt darüber gewesen, dass Luzi nichts von einem Halbbruder wusste. Als Evi seinerzeit auszog, war sie schwanger. Der Junge war nun schon sechs Jahre alt. Ab und zu würde auch der Vater zu Besuch kommen. Davon hatte er seinen Töchtern kein Wort gesagt. Luzis Enttäuschung war riesig! Sie hatte keinerlei Vertrauen mehr zum Vater und hörte nicht mehr auf ihn.

Die Schwester fing an zu trinken und zu rauchen. Zu Hause herrschte eine kalte und lieblose Atmosphäre. Mit 18 Jahren zog Luzi aus. Es folgten mehrere Partnerschaften, doch keine dauerhaft glückliche Beziehung. Ein Jahr vor unserem therapeutischen Kontakt starb ihre Schwester an einer Überdosis Heroin. Seitdem war Luzi psychisch total instabil, verbrachte einige Wochen in stationärer Behandlung, ehe sie dann zu mir zur Behandlung kam

Luzi hatte eine Kindheit durchlebt, in der es nur sehr kurze Phasen gab, die von Gefühlen der Geborgenheit und Liebe geprägt waren. Aber es gab viele Verletzungen.

Der Vater hatte es nicht vermocht, seinen Kindern eine Bezugsperson zu sein, der sie vertrauen konnten. Durch das Unglück seiner Frau selbst völlig verunsichert, belog er seine Kinder, weil er glaubte, sie würden die Wahrheit nicht vertragen. Indem er sich dem Reglement der Kirche beugte, verloren die Kinder dann ein zweites Mal die Mutter. Und aus Angst, die Kirchenleitung würde ihm die Geburt des unehelichen Sohnes verübeln, verschwieg er den Töchtern ihren Halbbruder.

Darüber hinaus war natürlich der Anblick der für tot gehaltenen Mutter im Wachkoma ein Trauma für die Kinderseelen. Luzis Schwester hatte versucht, all diese Verletzungen mit der Ausbildung einer Sucht besser ertragen zu können. Sie musste es mit dem Leben bezahlen. Noch eine Wunde in Luzis Seele!

Die Therapie von Luzi war für sie langwierig und mühsam. Seelische Narben sind geblieben. Hätte sich der Vater nach dem Unglück seiner Frau gleich an einen Kinderpsychotherapeuten gewandt, wäre das Leben der Kinder mit höherer Wahrscheinlichkeit glücklicher verlaufen. Er wollte für seine Kinder sorgen, aber er hat dabei viel falsch gemacht. Meine Empfehlung wäre gewesen, bei der Wahrheit zu bleiben.

Die Mutter war nicht tot, sondern sehr krank. Das kann man auch ganz kleinen Kindern erklären. Man kann sie beispielsweise mit Geschichten und Bildern auf den Anblick der Mutter vorbereiten. Man kann bei ihnen die Fähigkeit wecken, liebevoll jenen Menschen zu behandeln, der da im Bett liegt. Die Kinder hätten lernen können, die Mutter zu streicheln, ihr etwas vorzusingen und anderes mehr. Mama Evi hätten sie trotzdem lieb haben können. Evi wusste vom Wachkoma. Sie wusste, worauf sie sich einließ. Der Vater schließlich hätte sich dann, als er vor die Wahl gestellt wurde, im Interesse seiner

Kinder zu Evi bekennen können, ohne die Besuche der schwerkranken Mutter im Heim einzustellen.

All das ist mit Matthes besser gelaufen, weil der Junge in einer krisenhaften, vom Verlust eines lieben Menschen geprägten Lebenssituation Hilfe erhielt. Der Vater kann stolz auf seinen Sohn sein, der sich um diese Hilfe selbst kümmerte und damit auch dem Vater half, das Richtige zu tun.

Vincent - 18 Jahre, depressiv

Mir gegenüber nahm ein junger Mann Platz. Ich schätzte sein Alter auf 18, maximal 20 Jahre. Er hatte dunkle, leicht gewellte Haare und sehr dunkle Augen, die mich voller Traurigkeit anschauten. Mein erster Gedanke war: „So ein hübscher, trauriger junger Mann." Er schwieg lange. Ich ermunterte ihn, mir zu erzählen, warum er zu mir gekommen war.

„Ich glaube, ich hätte nicht kommen sollen. Bestimmt bin ich hier völlig falsch." Er sprach sehr leise und schaute dabei nach unten. Ich bat ihn, mir seinen Namen und sein Alter zu nennen. „Ich heiße Vincent König, bin 18 Jahre alt und lerne im Abiturjahrgang am Gymnasium. Das heißt, ich sollte eigentlich dort lernen, war aber seit drei Monaten nicht mehr in der Schule."

„Hat das etwas mit dem Problem zu tun, weshalb Sie hier sind?", fragte ich ihn. „Ja schon, es ist alles so sinnlos", bekam ich zur Antwort. Es entspann sich dann folgender Dialog: „Meinen Sie, es ist sinnlos, das Abitur abzulegen, oder ist es sinnlos, sich den Prüfungen zu stellen, weil Sie wissen, dass Sie sie nicht bestehen werden?"

„Ich würde sie bestehen, ich bin ein guter Schüler. Aber jetzt wird man mich sowieso rauswerfen, weil ich so lange unentschuldigt gefehlt habe. Aber das ist mir auch egal."

„Was möchten Sie denn stattdessen tun, Herr König? Einen Beruf erlernen? Arbeiten gehen? All das steht Ihnen frei. Sie sind nicht mehr schulpflichtig."

„Bitte nennen Sie mich Vincent. Sie finden es gar nicht schlimm, dass ich nicht mehr zur Schule gegangen bin?"

„Nein, Sie werden ihre Gründe haben."

„Der Grund ist die Sinnlosigkeit." Er starrte wieder nach unten, betrachtete seine Schuhspitzen. „Sie sind schon ein paar

Jahre auf dem Gymnasium. Wann haben Sie diese Sinnlosigkeit zum ersten Mal gespürt?"

„Vor ein paar Monaten. Das Gefühl hat mich richtig überfallen und gelähmt."

„Haben Sie schon einmal daran gedacht, nicht mehr leben zu wollen?"

„Ja, oft."

„Wie ist es gerade jetzt, in diesem Moment, denken Sie jetzt auch, dass es das Beste wäre, das Leben zu beenden?"

„Ich finde es nicht abwegig."

„Aber Sie sind zu mir gekommen. Daran sehe ich, dass Sie es noch nicht ganz aufgegeben haben, noch ein wenig zu leben. Möchten Sie, dass wir zusammen nach einem Weg suchen?" Er schaute wieder intensiv auf seine Schuhe. Dann seufzte er tief und sagte: „Ja, wenn es denn möglich ist."

Ich erklärte ihm, dass er immer noch sterben könnte. Die Option bliebe ihm ja. Da könne er doch genauso gut noch ein wenig warten und mit mir nach Wegen suchen. Wir würden schließlich alle sterben, aber es muss ja nicht gleich sein. Jetzt schaute er mich an. „Sie sind nicht sauer, weil ich das Bedürfnis habe, mich umzubringen?"

„Aber nein", sagte ich, „es ist Ihr Recht. Niemand kann Sie zwingen zu leben. Nur, wenn Sie mit mir arbeiten wollen, dann brauche ich Ihr Versprechen, erst einmal Abstand davon zu nehmen, sich aus dem Leben zu entfernen. Gelingt es uns nicht, einen Weg zu finden, der das Leben wieder lebenswert macht, dann werde ich Sie nicht hindern. Ich könnte es auch nicht."

„Versprochen", sagte er, „ich bin so froh, dass Sie mich nicht verurteilen oder in die Klapse stecken."

„So, nun erzählen Sie mir mal, was vor ein paar Monaten los war, als dieses Gefühl aufkam."

„Ich habe begriffen, wie einsam ich bin und dass das für immer so bleiben wird."

Er erzählte dann, dass er in einer Wohngemeinschaft (WG) lebe, die vom Jugendamt betreut werde. Er könne auch schon in einer eigenen Wohnung leben, doch man habe noch keine bezahlbare für ihn gefunden. Mit ihm leben vier Jugendliche dort, die wesentlich jünger sind. Die seien ganz okay, aber keine wirklichen Gesprächspartner. Die hätten nur Musik, Rauchen und Mädchen im Sinn. Ein Betreuer schaue zweimal wöchentlich vorbei, kontrolliere, ob Essen im Kühlschrank ist, die Wäsche gewaschen und die Zimmer sauber sind. Das war's. Dass er schon drei Monate nicht in der Schule war, ist nicht aufgefallen. Am Wochenende sind die Mitbewohner immer weg. Entweder sind sie bei Freunden oder bei Eltern, mit denen sie eigentlich nicht klarkommen, oder bei Tante und Onkel. Er selbst hocke in seinem Zimmer und grüble. Das Zimmer sei klein. Bett, Tisch, Stuhl, Schrank, Regal - das war's. Es existiere ein Wohnzimmer für alle mit einem Fernseher und einem Computer. Meistens seien die Geräte defekt, weil die Jungen nicht gut damit umgehen.

„In dieser Situation fühlen Sie sich so einsam?", hakte ich nach. „Wie sind Sie denn in all den Wochen zuvor damit umgegangen, als Sie dieses Gefühl noch nicht so deprimierend wahrgenommen hatten?"

Vincent erzählte, dass er sich vor circa einem halben Jahr verliebt hatte. Das Mädchen sei 16 Jahre. Als es mitbekam, dass er quasi in einem Heim lebt, lud es ihn am Wochenende zu sich nach Hause ein. Es hat sehr freundliche Eltern. In der Woche besuchte seine Freundin ihn ab und an in seinem Zimmerchen. Doch dort gefiel es ihr nicht. Jedes Wochenende sollte er zu ihr kommen. Er nahm dort an den gemeinsamen Mahlzeiten teil. Das war ihm auf Dauer peinlich, weil er kein Geld besaß, um etwas zuzuschießen. Die Eltern nahmen ihn mit ins Kino und ins Theater. Die Karten konnte er von seinem Taschengeld auch nicht bezahlen. Dann schenkten sie ihm Kleidung, wohl, damit er neben ihrer Tochter besser aussah.

Sie machten das alles ganz selbstverständlich, doch das war es für ihn nicht. Er schämte sich. Er würde sich auf lange Sicht nicht revanchieren können. Er hatte keine Familie. Es gab niemanden, der zu ihm gehörte. Er war allein, er war einsam. Aus diesem Gefühl heraus machte er mit dem Mädchen Schluss. Dieses konnte das nicht verstehen, war beleidigt. Da erzählte er ihm, dass er eine andere Freundin hätte. Seitdem habe er nichts mehr von seinem Mädchen gehört, spüre nur noch die Sinnlosigkeit und Traurigkeit des ganzen Lebens.

Ich bat Vincent, mir zur nächsten Stunde aufzuschreiben, wie sein Leben bisher verlaufen war. Das ist sein Bericht:

„Meine ersten Lebensjahre verliefen sehr schön. Ich hatte liebe Eltern, die mich umsorgten und sich bemühten, meine Wünsche zu erfüllen. In unserem Haushalt lebte noch meine sehr liebe Oma. Ich ging in die Kita und hatte Freunde. An den Wochenenden machten die Eltern mit mir Ausflüge. Oma backte leckeren Kuchen. Ab und zu durften Freunde bei mir übernachten. Als ich fünf Jahre alt war, riefen mich meine Eltern zu sich und erklärten mir, dass sie bald für ein paar Monate weg sein würden. Sie hätten einen wichtigen Arbeitsauftrag in Indien auszuführen. Ich würde bei der Oma bleiben. Dann zeigten sie mir Fotos von Indien, die sehr schön aussahen. Ich wollte mit. Doch sie erklärten mir, dass das nicht ginge. Sie müssten den ganzen Tag arbeiten, und ich könne nicht in einen Kindergarten gehen, weil ich ja die Sprache nicht verstehe. Sie wären ja bald wieder da und würden mir etwas sehr Schönes mitbringen. Das tröstete mich. Ich erinnere mich, wie Oma und ich sie zum Flughafen begleiteten und wie wir dem startenden Flugzeug nachschauten. Ich ahnte nicht, dass ich sie nie wiedersehen würde. Mein Leben mit Oma war langweiliger als zuvor, aber nicht schlecht. Ich fragte sie oft: ‚Wann kommen

Mama und Papa zurück?‘ Immer antwortete sie: ‚Bald.‘

Meine Einschulung rückte näher, und ich war felsenfest überzeugt, dass meine Eltern dabei sein werden. Doch alle Kinder kamen mit ihren Eltern, die große Zuckertüten trugen, zur Schule, doch ich stand mit Oma allein da. Ich hatte auch keine anderen Großeltern. Die waren schon tot. Meine Eltern waren beide Einzelkinder. So gab es auch keine Tanten und Onkel. Nur Oma und mich.

Ich ging gern zur Schule. Ich lernte leicht und mit Freude. Oma meldete mich zum Fußballtraining an, weil ich sehr sportlich war. Oft gab es am Wochenende Wettkämpfe. Da sah ich die Eltern der anderen Kinder am Fußballfeld stehen. Mich feuerte keiner an. Und Oma meinte, sie müsse Essen kochen. Ein Fußballkumpel fragte mich eines Tages, wo meine Eltern seien. Das muss so in der Mitte der zweiten Klasse gewesen sein. Als ich sagte, die seien in Indien, fragte er mich, warum ich denn gar nichts aus Indien hätte. Ich soll doch mal Spielzeug und Fotos mitbringen. Ich fragte Oma nach Fotos und warum mir die Eltern kein Spielzeug schickten. Nie hatte ich was bekommen, weder zu Weihnachten noch zum Geburtstag. Oma meinte, Indien sei ein armes Land, da hätten die Kinder wohl kein Spielzeug.

Nicht lange nach diesem Gespräch rief mich Oma aufgeregt ins Zimmer und sagte, die Eltern hätten etwas geschickt. Auf dem Tisch stand ein Kamel aus Leder mit schillernder Litze geschmückt. Daneben stand ein Kasten mit Süßigkeiten, die es in der Form bei uns nicht gab. Ich strahlte und drückte das Kamel an meine Brust. Stolz präsentierte ich es meinem Sportsfreund und bot ihm auch von den Süßigkeiten an. Er meinte, solche habe er in der Türkei während eines Sommerurlaubes gegessen. Das Kamel schlief jetzt immer bei mir im Bett. Nur noch selten fragte ich nach meinen Eltern. Oma meinte immer, sie hätten viel zu tun. Ich wusste gar nicht mehr, wie sie aussahen.

In der vierten Klasse sagte die Lehrerin, dass wir eine Klassenfahrt machen werden. Sie verteilte Zettel, mit denen Eltern, die nicht so viel Geld hatten, einen Zuschuss beim Amt beantragen konnten. Sie gab mir auch einen und meinte, dass ich als Waisenkind auch einen Anspruch hätte. In der Pause fragte ich meinen Freund, was ein Waisenkind sei. Er erklärte es mir. Daraufhin nahm ich den Zettel und brachte ihn der Lehrerin zurück. ‚Ich habe Eltern“, sagte ich, ‚sie sind in Indien.“ Sie schaute mich fragend an. Am Abend machte sie einen Hausbesuch bei Oma. Sie hatte den Antrag wieder in der Hand. Ich musste ins Bett. Sie sprachen lange.

Am nächsten Tag erklärte mir Oma, dass meine Eltern schon lange tot seien. Sie hätte es nicht übers Herz gebracht, mir das zu sagen. Sie seien beide wenige Monate nach ihrer Ankunft in Indien an einer Infektion gestorben.

Oma hatte mich belogen, die ganze Zeit! Ich rannte in mein Zimmer, ging zu meinem Bett, nahm das Kamel und warf es aus dem Fenster. Dann legte ich mich ins Bett. Ich wollte weinen, aber es ging nicht. Ich war so wütend auf meine Eltern und auf Oma! Am nächsten Tag ging ich wieder zur Schule. Ich sprach mit Oma nie wieder über das Thema.

In der fünften Klasse, kurz nach meinem zehnten Geburtstag, starb meine Oma.

Ich kam von der Schule nach Hause und ein Rettungswagen stand vor der Tür. Unsere Nachbarin nahm mich in den Arm und sagte, dass meine Oma einen Schlaganfall erlitten habe. Am nächsten Tag war sie tot. Ich blieb ein paar Tage bei der Nachbarin, dann kam eine Frau vom Jugendamt und holte mich ab. Sie sagte, sie bringe mich in eine Übergangsunterkunft. Dort würde ich nicht lange bleiben. Ein Ehepaar hatte vier Schlafplätze für ‚Übergangskinder‘. Das war weit weg von meiner Schule. Ich musste deshalb in eine andere Schule gehen. Ich war in der Klasse das ‚Übergangskind'. Ich kann mich nicht mehr an die Kinder dieser Familie erinnern, nur daran, dass ab und zu eines abgeholt wurde und ein neues Kind kam. Ich wusste nicht, wann ich an der Reihe war. Ich sprach kaum mit einem Menschen in dieser Zeit. Ich machte stoisch, was man mir sagte. Innerlich fühlte ich mich tot. All meine Spielsachen, meine Bücher, meine Poster - alles war in der Wohnung geblieben. Nur ein paar Sachen zum Anziehen und meine Schulsachen hatte ich mitnehmen dürfen.

Nach ein paar Monaten wurde ich abgeholt und in eine Pflegefamilie gebracht, in der ich wohl bleiben sollte. Wieder ein Schulwechsel. Dort lebten noch zwei Mädchen, die etwas jünger waren als ich. Die Pflegemutter betütelte die Mädchen, und der Vater sollte sich um mich kümmern. Er war ein ehemaliger Judokämpfer und wollte aus mir auch einen machen. Aber ich wollte nicht. Ich mochte diesen Mann nicht und kam ihm oft frech. Er muss sich wohl beim Jugendamt beschwert haben, denn nach sechs Monaten wurde ich wieder abgeholt. Ich war noch in zwei weiteren Pflegefamilien und zwei weiteren Schulen, bis ich mit 14 Jahren in die WG zog, in der ich heute noch wohne.

Ich hatte zu keinen Pflegeeltern ein vertrauensvolles Verhältnis hergestellt. Ich war weder lieb noch frech. Ich arbeitete die Tage ab. In der WG lebte ich erstmals ein wenig auf. Es gefiel mir. Ich war der Jüngste und fand die Großen cool. Sie nahmen mich überallhin mit. Auch dahin, wo ich vom Alter her noch gar nicht hätte sein dürfen. Es war ja kein Erwachsener da, der aufpasste. Der Erzieher kam ja nur ab und zu zur Kontrolle. Viele Tage kam er gar nicht. Ich lernte gut, brachte gute Zensuren, damit war er zufrieden. Dann kamen die Großen in ein Alter, wo sie nach und nach auszogen. Jetzt war ich der Große und die Kleinen, die einzogen, fand ich albern und kindisch. Ich konnte mit ihnen nichts anfangen. Aber ich bewältigte mein

Leben, bis mich, wie ich schon erzählte, die totale Einsamkeit überfiel."

Als er mir den Bericht gab, wirkte er auf mich lockerer. Offenbar hatte es ihm schon gutgetan, mal alles aufzuschreiben. Ich konnte seine Einsamkeit gut nachempfinden. Er tat mir leid, doch das half ihm nicht. Wir mussten einen Weg zurück, in ein aktives Leben, finden. Das Schreiben seiner Lebensgeschichte hatte ihn schon ein wenig aktiviert. Daran musste ich anknüpfen. Ich setzte ihm zwei Schreiben auf. Das Jugendamt und die Schule mussten informiert werden. Ich attestierte ihm eine psychische Erkrankung, die es ihm zurzeit nicht ermöglichte, die Schule zu besuchen. Ich bestätigte ihm, dass er sich in Behandlung begeben hat, und hoffte, amtlichen Ärger damit von ihm fernzuhalten.

Ich fragte ihn, ob er jemals wieder in dem Haus war, in dem er mit der Oma gelebt hatte, und ob er wüsste, wo der ganze Nachlass aus der Wohnung geblieben war. Er verneinte. Er bekam von mir den Auftrag, dies zu ermitteln. Ich wollte ihn damit sinnvoll beschäftigen und aktivieren. Zur nächsten Konsultation kam er strahlend zur Tür herein. Unter dem Arm trug er einen Karton. Er berichtete, dass er in dem Haus gewesen sei. In der Wohnung leben jetzt andere Menschen, aber die Nachbarin wohne noch da. Sie war so glücklich gewesen, ihn wiederzusehen. Sie erzählte ihm, dass damals eine Firma die Wohnung geräumt habe. Sie habe gebeten, ein paar Fotos für den Jungen aufheben zu dürfen. Die Möbelträger hatten nichts dagegen. So habe sie in Windeseile ein paar Sachen eingepackt. Sie hatte immer gehofft, dass er noch einmal vorbeikomme.

Die Frau holte den Karton vom Boden. Er enthielt einige Spielfiguren, ein Geduldsspiel und das Kamel, das die Oma damals von der Straße gerettet und das wohl Indien niemals gesehen hatte. Sie hatte es in einem Dritte-Welt-Laden für ihn erstanden. Aber diese Dinge berührten ihn nicht. Es waren die Fotos, die er mir ganz aufgeregt zeigte. Eines bewegte ihn besonders: Darauf waren seine Eltern zu sehen. Es war im Flughafen kurz vor der Verabschiedung aufgenommen worden. „Nun schauen Sie doch mal genau hin“, sagte er mit leicht zitternder Stimme. „Meine Mutter ist doch schwanger!“ Er hatte Recht. Es sah auf dem Foto so aus. Es waren auch Fotos aus früherer Zeit dabei, da war sie eine sehr schlanke Frau. Auf diesem letzten Foto war der Bauch gewölbt.

Vincent hatte Tränen in den Augen. Seine Hände zitterten leicht. Es fiel ihm schwer zu sprechen. „Vielleicht wurde dieses Kind ja geboren, bevor sie starben. Vielleicht lebt ein Bruder oder eine Schwester von mir in Indien. Das wäre doch toll! Dann hätte ich auch eine Familie!“ Der Gedanke war nicht abwegig. Die Suche danach wäre eine Aktivierungsmöglichkeit für Vincent. Aber mir war auch klar, dass ein Misserfolg seine Traurigkeit und sein Einsamkeitsempfinden vergrößern würde. Es war jedoch nicht mehr möglich, ihn von dieser Idee abzubringen. Gemeinsam analysierten wir, welche Wege er beschreiten könnte, um Informationen zu erhalten.

Zu Beginn jeder Konsultation berichtete er mir nun von seinen Unternehmungen und sprach mit mir weitere Schritte ab. Dann arbeiteten wir daran, Erinnerungen aus schönen Zeiten seines Lebens zu wecken. Mehr und mehr kamen Bilder bei ihm hoch von Erlebnissen mit den Pflegefamilien, die er völlig verdrängt hatte. „Ja, auch da gab es schöne Zeiten“, gab er dann zu. Wir bearbeiteten aber auch Konflikte aus diesen Jahren. Er erkannte eigene Fehlinterpretationen und gewann Verständnis für manche Reaktionen der Pflegeeltern. Die Traurigkeit, die er zu Beginn in so starkem Maße ausgestrahlt hatte, verlor sich mehr und mehr.

Täglich war er damit beschäftigt, auf die Spur seiner Eltern in Indien zu kommen. Von der ehemaligen Nachbarin erfuhr er,

dass sein Vater als Ingenieur für Wasserwirtschaft gearbeitet hatte. Aus den „Gelben Seiten“ suchte er alle Betriebe heraus, die in der Stadt ansässig waren und damit zu tun haben könnten. Er schrieb sie per Mail an und fragte, ob seine Eltern dort gearbeitet hatten. Es waren über 60 Adressen. Er erhielt zehn Absagen, von den anderen hörte er nichts. Dann stellte er eine Liste zusammen und machte sich persönlich auf den Weg. Damit hatte er viele Tage zu tun. Die Ausbeute war gering. Selten gelangte er an hilfsbereite Sekretärinnen, die sofort nachforschten. Die anderen versprachen, sich irgendwann zu melden.
Ich riet ihm, die Botschaft aufzusuchen. Vier Wochen musste er auf einen Termin warten, um vorsprechen zu dürfen. Er war ungeheuer aufgeregt. Man hörte ihn an und versprach, sich zu melden, wenn man Zeit gefunden hätte, im Archiv nachzuschauen. Wann das in etwa sein könnte, sagte man ihm nicht. Seine Geduld wurde auf eine harte Probe gestellt. Inzwischen wollte er Betriebe im Umland der Stadt besuchen.

Behutsam versuchte ich, in ihm Gedanken zu wecken, wie er sein Leben unabhängig von der Suche gestalten möchte. Nach einiger Überlegung teilte er mir seinen Entschluss mit, die Schule zu verlassen. Zu den Prüfungen würde er in diesem Schuljahr nicht mehr zugelassen werden. Noch einmal das Schuljahr wiederholen, nein, das könne er sich nicht vorstellen. Er möchte arbeiten und zum nächsten Ausbildungsbeginn einen Beruf erlernen. Er werde sich jetzt aktiv in Betrieben bewerben, in denen er auch auf dem Gebiet der Wasserwirtschaft tätig werden kann. Ihm gefiel die Vorstellung, wie sein Vater zu arbeiten. Weiterhin sei ihm eine eigene Wohnung sehr wichtig.

Zur nächsten Konsultation überraschte er mich mit einem Job in einem Kino. Am Abend würde er dort Karten verkaufen und den Einlass regeln. So habe er am Tag genug Zeit für seine Suche und seine Bewerbungen. Von seinem Einsamkeitsgefühl sprach er gar nicht mehr.

Unsere Konsultationen fanden jetzt in viel größeren Abständen statt. Ich hatte keine Sorge mehr, dass er sich das Leben nehmen könnte. Ich befürchtete aber einen Rückfall, falls die Suche erfolglos blieb. Drei Monate nach dem Gespräch in der Botschaft erhielt er einen Brief. Man teilte ihm den Ort in Indien mit, an dem seine Eltern im Auslandseinsatz waren, und nannte auch den Betrieb vor Ort, mit dem sie zusammengearbeitet hatten. Man bedauerte ihren Tod nach sechs Monaten Aufenthalt. Es stand nichts über eine Geburt in dem Brief und auch der deutsche Betrieb, der den Aufenthalt organisiert hatte, wurde nicht erwähnt. Vincent versuchte, ein Telefonat zu führen mit dem Betrieb in Indien, scheiterte aber an der Sprachbarriere. Am liebsten wäre er sofort hingeflogen, doch dazu fehlte ihm das Geld.

Ein großer Zufall kam ihm zu Hilfe. Er war zu mehreren Bewerbungsgesprächen eingeladen worden. Bei einem Gespräch in einem relativ kleinen Betrieb im Umland der Stadt fiel einem Mitarbeiter Vincents Nachname auf. Sie hätten schon mal ein Ehepaar mit dem Namen König in der Firma gehabt. Vincent wurde schwindlig, und er fing am ganzen Körper an zu zittern. Er konnte kaum sprechen. Die Mitarbeiter wollten schon einen Krankenwagen rufen, doch er brachte noch heraus: „Das waren meine Eltern."

Alle sahen sich betroffen an. Man bestätigte ihm dann, dass sie einen Einsatz in Indien hatten und dort an einer Infektion verstorben waren. Er fragte nach der Schwangerschaft seiner Mutter, doch dazu konnte ihm keiner etwas sagen. Ein Kollege hatte dann den Einfall, er könne doch mal in ihrem Partnerbetrieb in Thüringen nachfragen, die hätten zur selben Zeit Mitarbeiter nach Indien delegiert.

Vincent setzte sich in den nächsten Zug nach Thüringen. Er wollte nicht mehr auf Informationen aus Briefen oder Telefonaten warten. Er quartierte sich in einer Jugendherberge ein. In seinem Kino meldete er sich krank.

In dem Betrieb vermittelte man ihm sehr schnell Kontakt zu einer Mitarbeiterin, die auch zu der Zeit in Indien war, einer Frau Rose. Sie habe dort ein Kind entbunden und würde sicher mehr wissen. Als Vincent vor ihr stand, wurde sie blass. Sie stritt ab, seine Mutter zu kennen. Wie sollte das stimmen? Sie waren zur selben Zeit am selben Ort! Eine nette Sekretärin nannte ihm dann noch den Namen eines Mannes. Der erwies sich als sehr redselig. Ja, er kannte die Königs, ja, seine Mutter war schwanger. Sie wären dann alle miteinander schwer erkrankt. Es war eine Seuche. Sie wurden mindestens vier Wochen stationär behandelt. Seine Eltern hätten es nicht überlebt. Was aus der Schwangerschaft geworden war, wusste er nicht. Nur die Frau Rose kam mit einem Baby aus dem Hospital. Ihre Schwangerschaft hatte er zuvor gar nicht bemerkt. Aber es ging ja auch alles drunter und drüber damals. Auch sehr viele Inder waren erkrankt. Es war eine schlimme Zeit!

Vincent ermittelte aus dem Telefonbuch die Adresse von Frau Rose, die angeblich seine Mutter nicht kannte. Er fand eine Bank in einem kleinen Stadtpark, von der er das Haus der Familie beobachten konnte. Er wollte das Kind dieser Frau sehen. Frau Rose sah ihn dort sitzen. Sie sagte nichts, doch er merkte, dass sie sehr verunsichert war. Dann kam ein Mädchen aus dem Haus. Es hatte leicht gewellte dunkle Haare und genau solche dunklen Augen wie er. Sie fuhr auf einem Fahrrad davon. Das war seine Schwester! Er war überzeugt davon. Das musste sie sein! Das Mädchen hatte ihn nicht beachtet, die Mutter aber schon. Als er am nächsten Tag wieder dort saß, kam sie auf ihn zu. Sie setzte sich zu ihm und erzählte mit zittriger Stimme:

„Ich war mit deiner Mutter befreundet gewesen. Wir lagen nebeneinander im Hospital. Deiner Mutter ging es viel schlechter als mir. Sie war im achten Monat schwanger. Die Ärzte beschlossen, das Kind zu holen, um sein Überleben zu sichern. Deine Mutter hatte hohes Fieber. Sie spürte wohl, dass sie sterben würde, und bat deshalb mich als ihre Freundin, mich um das Baby zu kümmern, sollte auch ihr Mann sterben. Deine Mutter überlebte die Operation nicht. Das Baby wurde auf die Kinderstation gebracht. Drei Tage später starb dein Vater."

Als es Frau Rose besser ging und sie entlassen werden konnte, erzählte sie weiter, ging sie zur Kinderstation und bat um das Kind. „Ach, das Kind der Deutschen, ja?", fragte man sie in gebrochenem Englisch. Sie nickte. Offenbar wusste hier niemand, dass die Mutter gestorben war. Sie musste den Namen des Kindes in ein Formular eintragen, in dem die Geburtsdaten standen. Sie schrieb „Marie Kosse". Marie war der Vorname von Vincents Mutter, Kosse der Mädchenname von Frau Rose.

Wer wieder gesund war, wurde sofort von Deutschland aus zurückbeordert. So flog Frau Rose mit Marie zurück. In Deutschland legte sie das Geburtspapier vor und Marie wurde als ihr Kind registriert. Sie war sehr glücklich darüber, denn sie war schon 48 Jahre alt und hatte keine eigenen Kinder bekommen. Sie lebte allein. Einen Vater ließ sie nicht eintragen. Als die Kleine zwei Jahre alt war, heiratete sie und gab auch vor dem Mann Marie als ihr Kind aus. Sie seien gute Eltern für Marie!

Sie beschwor Vincent, nicht ihre Familie zu zerstören. Wenn er ihren Betrug öffentlich machte, würde sie vor Mann und Kind als Lügnerin dastehen. Man würde Marie vielleicht aus ihrem Haushalt nehmen und sie vor Gericht bringen. Damit wäre doch keinem Menschen gedient. Sie hatte doch nicht gewusst, dass es ihn, Vincent, gab. „Bitte, bitte, Vincent, zerstören Sie nicht unser Leben", flehte sie ihn an. Er bat sich Bedenkzeit aus.

Nach einer schlaflosen Nacht und einem durchgrübelten Tag saß er wieder auf der Bank. Frau Rose erschien sofort. „Ich möchte Marie kennenlernen, ich werde ihr nicht sagen, wer ich bin, versprochen", sagte Vincent. Am folgenden Tag trafen sie sich in einem Café zu einem zwanglosen Gespräch. Sie stellte Marie Vincent als Sohn einer Bekannten aus der nächsten Großstadt vor. Marie wirkte entspannt, ausgeglichen und fröhlich. Vincent hatte den Eindruck, dass er ihr sympathisch war. Sie versprachen sich, in losem Kontakt zu bleiben.

Als Vincent mir von all dem erzählte, wirkte er ruhig und gelassen. Er hatte sein Ziel erreicht. Er war nicht mehr allein auf der Welt. Ein Zipfel seiner Familie existierte noch. Das schien ihn außerordentlich zu beruhigen. Er erklärte mir, dass er im Herbst eine Ausbildung in dem Betrieb beginnen werde, in dem seine Eltern gearbeitet hatten. Er würde so viel Lohn bekommen, dass er sich eine kleine Wohnung leisten könne. In den Ferien werde er immer nach Thüringen fahren, um zu schauen, wie es seiner Schwester geht. Er habe ja schließlich als großer Bruder Verantwortung. Dabei schmunzelte er schelmisch. Er verschwendete keinen Gedanken mehr daran, aus dem Leben gehen zu wollen.

Swenja - Ein zwangskrankes Mädchen

Die Mutter meldete ihre zwölfjährige Tochter Swenja zur Therapie an. Seit einem halben Jahr gäbe es Probleme. Das Mädchen sei durch einen Schulwechsel in eine neue Klasse gekommen. Seitdem habe Swenja große Schwierigkeiten, morgens in der Schule anzukommen und sich im Schulgebäude zu bewegen. Auf dem Schulweg müsse sie jeden Baum und jede Laterne berühren, nach dem Berühren müsse sie um den Baum oder die Laterne herumgehen. Wenn sie das Gefühl habe, einen Baum ausgelassen zu haben, gehe sie den ganzen Weg wieder zurück und alles beginne von vorn. An jedem Straßenübergang müsse sie Zahlenreihen aufsagen, ehe sie die Straße überqueren kann.

In der Schule hätte sie Probleme, die Räume zu wechseln. Sie müsse an jeder Schwelle zählen.

Swenja würde deshalb seit ein paar Wochen von ihr zur Schule gefahren, doch im Gebäude würden ja die genannten Probleme weiter auftreten. Das Kind könne nicht sagen, weshalb es das alles tun müsse, und es sei sehr unglücklich darüber.

Ich bat die Mutter, mir Swenjas Lebensgeschichte zu erzählen. Das Mädchen wuchs als Einzelkind auf.

Die Mutter war bei der Geburt 48 Jahre alt, der Vater bereits 64 Jahre. Beide hatten viele Jahre versucht, ein Kind zu bekommen. Die Mutter erlitt viele Fehlgeburten. Durch eine In-vitro-Fertilisation (Vereinigung von Eizelle und Spermien außerhalb des Körpers der Frau, der entstandene Embryo wird dann in die Gebärmutter übertragen) wurde schließlich die Geburt von Swenja möglich. Die Eltern hatten schon lange nicht mehr daran geglaubt, ein Kind zu bekommen. Sie waren überglücklich. Kurz nach Swenjas Geburt kamen die schon sehr alten Eltern ihres Vaters bei einem Verkehrsunfall ums Leben. Der Vater erlitt daraufhin eine schwere Depression und wurde frühberentet.

Swenja wurde komplikationslos geboren und wuchs sehr behütet auf. Die Mutter blieb ein Jahr zu Hause. Dann übernahm der Vater die Pflege, dessen Stimmungslage durch das Baby fröhlicher und stabiler geworden war. Zusätzlich wurde ein Kindermädchen eingestellt.

Dann kam Swenja in eine Kindertagesstätte. Sie wurde von den Erziehern als sehr sensibles und sehr kluges Kind eingeschätzt, das sich gut mit anderen Kindern vertrug. Sie spielte aber am liebsten nur mit einem Kind. Aktivitäten mit der ganzen Gruppe lagen ihr nicht so sehr.

Der Vater holte seine Tochter immer sehr zeitig ab, weil er gern viel Zeit mit ihr verbrachte. Vorrangig ging es ihm dabei um die Vermittlung von Bildungsinhalten. Ihm war es wichtig, Swenja die Welt zu erklären und sie auf alle möglichen Gefahren aufmerksam zu machen. Die Mutter erwähnte, dass sie es oft für übertrieben hielt, was der Vater dem kleinen Kind so alles beibringen wollte.

Swenja hing sehr am Vater. Als sie eingeschult wurde, fuhr sie der Vater täglich mit dem Auto zur Schule und holte sie nach Schulschluss wieder ab. Das Lernen fiel ihr leicht. Sie klagte aber oft darüber, dass es ihr in der Schule zu laut war. Außerdem seien die Jungen zu ruppig.

Ab der dritten Klasse bekam sie Klavierunterricht. Sie sang darüber hinaus im Chor und verbrachte einen Teil der Freizeit in einem Schachzirkel. Zu all diesen Aktivitäten wurde sie gebracht und geholt. In der fünften Klasse äußerte sie öfter den Wunsch, mal allein ihre Wege zu absolvieren. Mit einer Freundin wollte sie zur Schule laufen.

Der Vater war entsetzt. Was da alles passieren könnte! Ihre Mutter erlaubte es ab und zu, wenn sie zu Hause war. Dann aber wollte der Vater genau wissen, wann Swenja zurückkommt. Wenn die Tochter sich nur um fünf Minuten verspätete, wartete er schwitzend und zitternd hinter der Tür. War sie dann gekommen, machte er ihr heftige Vorhaltungen.

Als Swenja in der sechsten Klasse war, verschlechterten sich die Augen des Vaters so sehr, dass er nicht mehr Auto fahren durfte. Swenja musste nun allein zur Schule gehen, was sie auch gern zusammen mit ihrer Freundin tat. Jeden Morgen allerdings musste sie sich vom Vater anhören, worauf alles zu achten sei, damit nichts passiert. Und natürlich hatte sie pünktlich zu Hause zu sein!

Der Vater konnte immer schlechter sehen. Deshalb kauften die Eltern ein behindertengerechtes Haus in einem anderen Ort. Swenja kam also in eine neue Schule und in eine neue Klasse.

Der Vater wollte für Hin- und Rückfahrt ein Dauertaxi organisieren, doch die Mutter lehnte ab. Der Weg zur Schule war kurz, dauerte nur 15 Minuten, und das Mädchen könne diesen Weg ja wohl allein bewältigen, schließlich müsse es selbstständig werden.

Und wieder hielt ihr der Vater jeden Morgen einen Vortrag, bevor die Tochter losging. Bei Schulschluss musste sie anrufen, damit der Vater kontrollieren konnte, wie lange sie für den Weg brauchte. Swenja ließ das alles über sich ergehen. Sie liebte ihren Vater und wollte ihn nicht traurig stimmen.

Wann genau dann die massiven psychischen Probleme auftraten, konnte die Mutter nicht sagen. Sie bekam einen Anruf von der Schule, dass Swenja ständig zu spät komme. Das überraschte sie, denn das Mädchen ging immer pünktlich los. Erst, nachdem sie ihre Tochter einige Male auf dem Schulweg beobachtet hatte, fielen ihr die Probleme des Mädchens auf.

Von da an arbeitete sie verkürzt und fuhr Swenja zur Schule oder rief ihr ein Taxi, wenn sie es dienstlich nicht anders einrichten konnte. Der Weg nach Hause gelang Swenja ganz gut.

Die Mutter wünschte sich von mir schnelle Hilfe, da sie gern wieder mit voller Stundenzahl arbeiten wollte. Die Familie brauchte das Geld. Das Haus musste abbezahlt werden, die täglichen Taxifahrten waren kostspielig, und für den Vater musste eine Haushaltshilfe engagiert werden.

Dann sah ich Swenja, ein hübsches, graziles, sehr gepflegt erscheinendes Mädchen, das eindrucksmäßig älter und reifer wirkte. Es fiel ihm schwer, über ihre Symptomatik zu sprechen. Offenbar schämte sie sich. Sie bagatellisierte die Symptome, doch es war ihr an Mimik und Gestik abzulesen, dass sie weit mehr litt, als sie es zugeben wollte. Sie suchte Hilfe, hatte aber große Angst, im Leben etwas zu verändern. Sie wollte das brave Kind sein, das alles macht, was die Eltern wünschten. Wenn sie das nicht schaffte, versetzte sie dieser Misserfolg in höchste Erregung.

Sie würde sich sehr freuen, sagte sie, eine Freundin zu finden. Die Mädels gehen nach der Schule oft noch zusammen ein Eis essen, oder sie sitzen im Park und quatschen. Da aber könne sie ja nicht mitmachen. In ihrer Nähe wohne leider keine Mitschülerin.

Swenja wusste, dass sie an einer Zwangserkrankung litt. Ihr Vater hatte ihr die Symptome vorgelesen. Sie versicherte mir, die Zwangshandlungen nicht ausführen zu wollen. Aber wenn sie versuchte, sich zu wehren, hatte sie das Gefühl, es könne etwas ganz Schlimmes passieren.

Das Mädchen tat mir sehr leid. Ihr fehlten die altersentsprechende Unbekümmertheit, die kindliche Spontanität und der ungezwungene Umgang mit Gleichaltrigen. Bei ihr hatte sich durch das Verhalten des Vaters die Überzeugung ausgebildet, dass das Leben gefährlich sei und dass sie auf keinen Fall die Kontrolle verlieren dürfe. So entwickelte sich bei Swenja ein extremer Bedarf an Halt und Orientierung. In einer Phase, in der für sie alles neu war – das Wohnhaus, die Schule, die Mitschüler, der Schulweg - schaffte sie sich beherrschbare Handlungsabläufe durch das Berühren von Bäumen und Laternen und durch das Zählen an Straßenübergängen und Türschwellen. Diese neuen Gewohnheiten verselbstständigten sich schnell zu Zwangshandlungen. Jene raubten ihr immer mehr die Chance auf eine selbstbestimmte Alltags- und Beziehungsgestaltung und gefährdeten damit die gesamte Entwicklung des Mädchens.

Swenja war für eine Therapie bereit. Ich ließ sie zur nächsten Stunde eine Strichliste führen, wie oft an einem Tag ein Zwangsgedanke auftauchte. Es waren im Schnitt 160 Striche, eine enorme Intensität zwanghafter geistiger Aktionen. Ich sprach mit der Mutter über eine mögliche medikamentöse Unterstützung der Behandlung. Doch das lehnte sie ab.

Ich bat Swenja, ihrer Krankheit eine Gestalt zu geben und mir diese Figur bis zur nächsten Stunde aufzumalen. Sie brachte ein schön gemaltes Bild von einem sehr böse dreinschauenden Drachen an einer Kette, deren anderes Ende am Hals eines kleinen Mädchens befestigt war. Der Drachen zog das Mädchen, das sich nicht befreien konnte(!). Swenja nannte den Drachen „Bleifuß“. Ich fragte sie, was passieren würde, wenn sie an dem Drachen vorbei nach vorn laufen würde. Sie grinste: „Dann wären wir immer noch aneinandergekettet, aber ich würde den Drachen ziehen.“

„Genau“, freute ich mich, „dann wärest du den Drachen noch nicht los, aber du würdest bestimmen. Wie findest du das? Wollen wir uns das als erstes Ziel vornehmen?“

Natürlich wollte sie. Die Vorstellung gefiel ihr offenbar ganz außerordentlich. Ja, sie wollte stärker werden, um an Bleifuß vorbeiziehen zu können.

Ich erklärte ihr, es wäre schön, wenn sie dazu wenigstens eine Verbündete hätte, und ermunterte sie, sich mit einem Mädchen aus der Klasse anzufreunden. Dieses Mädchen müsse nichts von ihrer Krankheit erfahren, es soll sie nur ab und zu mal am Nachmittag zu einem Spaziergang oder einem Kinobesuch abholen.

Mit der Bemerkung, ich würde schon ihren Vater von der Notwendigkeit dieses Vorgehens überzeugen, schloss ich die Stunde ab. Doch das erwies sich schwerer als gedacht. Schließlich versprach er mir dann doch, alles zu versuchen, um seine Angstgedanken unter Kontrolle zu halten.

Swenja brachte ich bei, sich tief zu entspannen. Sie lernte, in diesem Zustand sich einen Ort vorzustellen, an dem sie Ruhe und Freude erleben konnte. Sie lernte schnell. Dann ging ich dazu über, ihr Situationen zu beschreiben, die bei ihr im Alltag Zwangshandlungen auslösten. Wenn sie dabei unruhig wurde oder mir Angst signalisierte, führte ich sie in der Vorstellung zu ihrem Ruheort. Wenn nicht, gingen wir ohne Zwangshandlung in der Vorstellung durch die jeweilige „kritische" Situation.

Es gibt andere, mutmaßlich schneller zum Erfolg führende Verfahren, mit Zwängen fertig zu werden. Aber mit dieser Methode hatte ich bei Kindern oft Erfolg. Andere Methoden dagegen gefährdeten schneller den Fortgang der Therapie.

Als Swenja in mehreren Stunden zwangsauslösende Situationen im Zustand der Entspannung gut gemeistert hatte, bekam sie den Auftrag, sich nun ganz praktisch diesen Situationen in der Realität zu stellen. Und sie sollte in der nächsten Stunde einschätzen, wie stark sie dabei noch vom Zwang beeinträchtigt wurde. In Prozent, beschlossen wir. 100 Prozent hieße, sie musste sich vollständig dem Zwang unterordnen, 0 Prozent hieße, sie konnte völlig frei vom Zwang handeln.

Für diese Übung brauchte ich die Mutter. Swenja musste ja bis zu einem bestimmten Punkt auf ihrem Schulweg zu Fuß gehen und konnte erst nach Absolvierung ihrer Übung in Mutters Auto steigen.

Nach 40 Therapiestunden gab Swenja eine Beeinträchtigung durch die Zwänge mit 15 Prozent an. Zu Beginn ihrer Behandlung hatte sie den Einfluss der Zwänge mit 85 Prozent bewertet. Sie schätzte ein, Bleifuß überholt zu haben, aber er würde immer noch an ihr zerren. Die Kette wäre noch da und würde noch halten.

Die Familie plante eine Ferienreise. Swenja hatte Angst, sie nicht genießen zu können. Spontan sagte ich ihr zu, sie könne doch Bleifuß bei mir lassen. Ich würde ihn beaufsichtigen, so dass er ihr nicht folgen könnte.

Natürlich war das spaßig gemeint, aber Swenja nahm den Vorschlag ernst. Sie veranlasste die Mutter, auf dem Weg in den Urlaub an meiner Praxis vorbeizufahren und warf in ihrer Vorstellung Bleifuß über den Zaun. Glücklich erzählte sie mir später, dass sie während des ganzen Urlaubs nicht von ihm belästigt worden war! Er hätte aber zu Hause wieder vor der Tür gestanden und auf sie gewartet, schmunzelte sie.

Nach weiteren 20 Therapiestunden fiel die Belästigung durch den Zwang auf drei bis fünf Prozent. Swenja hatte in der Klasse eine Freundin gefunden, die sie öfter zu Hause besuchte, mit der sie auch Spaziergänge ganz ohne Zwangsauftritt unternahm. Allerdings war ihr auch bewusst, dass der Vater während dieser Zeit voller Angstgedanken zu Hause saß. Sie beruhigte sich aber damit, dass er ja wie immer ihre wohlbehaltene Rückkehr erleben würde.

Die Prioritäten hatten sich endgültig verschoben. Die Ausflüge waren ihr jetzt wichtiger. Das Leben machte wieder Spaß.

Als wir die Therapie beendeten, schenkte mir Swenja ein Bild. Darauf unschwer zu erkennen: ein kleiner, ziemlich ungefährlich aussehender Bleifuß, der an einer langen, dünnen Schnur ganz weit hinter ihr her trottet.

Sie selbst ging einer Sonne entgegen.

Samina - Gemobbt wegen ihrer Hautfarbe

Die Mutter der siebenjährigen Samina kam zu mir und bat um Hilfe. Sie wäre ganz verzweifelt. Ihre Tochter würde immer trauriger, strahle gar keine Fröhlichkeit mehr aus.

Samina war ihr erstes Kind, der Vater Schwarzafrikaner. Saminas Bruder Timm war fünf Jahre alt. Kurz vor seiner Geburt war der Vater bei einem Verkehrsunfall ums Leben gekommen. Die Mutter erzählte, dass sie den Vater der Kinder während ihres Medizinstudiums kennengelernt hatte. Als sie mit Samina schwanger wurde, musste sie das Studium abbrechen, da sie den hohen Anforderungen nicht mehr gerecht wurde. Sie musste deshalb auch aus dem Studentenwohnheim ausziehen. Die Eltern suchten nach einer bezahlbaren Wohnung, die in der Universitätsstadt nicht zu bekommen war. Sie fand dann eine in einer etwas entfernteren Kleinstadt. Ihr Vater kam, sooft es ging, am Wochenende. Sie arbeitete als Pflegehelferin. Samina kam mit tiefdunkler Hautfarbe zur Welt. Sie wuchs als fröhliches Kind heran.

Die Mutter berichtete, dass sie wieder schwanger wurde, als Samina 15 Monate alt war. Kurz vor der Geburt passierte das Unglück, bei dem der Vater starb. Timm kam mit heller Hautfarbe zur Welt. Auch seine Haare waren hell, fast weißblond. Aber er hatte die Krause des Vaters. Saminas Haare waren schwarz und ganz glatt. Nachdem Timm ein Jahr alt geworden war, erhielt die Mutter für beide Kinder einen Platz in einer Kindertagesstätte.

Timm war schnell der Liebling der Kinder und Erzieher. Samina dagegen wurde von den Kindern kritisch betrachtet. In der Kleinstadt lebten bisher keine farbigen Menschen. Die Kinder der Einrichtung hatten keine Erfahrung mit ihnen. Sie waren weder böse noch ablehnend, aber sie rieben an Saminas Haut und meinten, sie solle sich besser waschen. Einige nannten sie Neger. „Bin ich ein Neger?“, fragte sie die Mutti. „Warum habe ich eine andere Haut als du und Timm?“

„Neger ist ein böses Schimpfwort, das weder Erwachsene noch Kinder benutzen sollten“, antwortete Mutti.

Sie zeigte ihr Fotos vom Vater und versuchte, mit einfachen Worten die Situation zu erklären. Trotzig rief Samina, sie wolle auch eine helle Haut. Doch da die Kinder mit ihr spielten, vergaß sie an vielen Tagen, dass sie anders sein wollte. Die Wohnung, in der sie lebten, war sehr eng und der Verkehr vor der Haustür sehr laut. Kurz vor Saminas Einschulung erhielt die Mutter ein Arbeitsangebot in einem Altenpflegeheim in einem Dorf. Man bot ihr eine Wohnung in einem kleinen Einfamilienhaus mit einem Garten an. In der Nähe befanden sich eine kleine Grundschule und eine Kindertagesstätte. Idealere Bedingungen konnte sie sich für ihre Kinder gar nicht vorstellen.

Doch für Samina erwies sich diese Umgebung als nicht ideal. Die Dorfbewohner grenzten sie aus. „Was bist du denn für eine?“, „Geh nach Hause, wo du hergekommen bist!“, „So eine wie dich wollen wir hier nicht!“ Das waren Sprüche, die dem Kind nachgerufen wurden. Die Mutter war entsetzt. „Wo bin ich denn hergekommen, wo soll ich denn hingehen? In unsere alte Wohnung?“, fragte Samina unter Tränen.

Eine Woche nach dem Einzug war die Einschulung. Die Lehrerin begrüßte Samina freundlich. Die Kinder aber tuschelten, stießen sich an, rückten von Samina ab, wollten nicht neben ihr sitzen. Die Kinder kannten sich alle aus der Kindertagesstätte. Samina war Außenseiterin, die, die anders war. Die Lehrerin sprach mit den Kindern, forderte sie auf, nett zu Samina zu sein. Es war eine gemischte Klasse aus Erst- und Zweitklässlern. Es gab nicht genug Schüler für eine eigene erste Klasse. Die Zweitklässler versuchten, Samina zu ärgern, wo es nur ging.

Ein Junge bewohnte mit seinen Eltern das Nachbargrundstück. Wenn Samina im Garten war, trat er an den Zaun und rief beleidigende Worte. Die Mutter sprach mit den Nachbarn, doch die zuckten nur mit den Schultern. Sie hätten von ihrem Sohn so etwas noch nicht gehört. Wenn die Mutter in der Frühschicht Dienst hatte, musste Samina allein zur Schule gehen. Der Weg war für sie wie ein Spießrutenlauf. Die Kinder sangen hässliche Lieder und zeigten mit den Fingern auf sie, schubsten und traten sie. Es war eine Gruppe von fünf Jungen und einem Mädchen, die sie als „Opfer" auserwählt hatten. Die anderen Kinder taten nichts, standen ihr aber auch nicht bei.

Wenn die Mutter Spätschicht hatte, lief Samina nach der Schule zu ihr ins Heim. Die Senioren waren nett zu ihr, bis auf einen verwirrten Mann. Der schrie bei ihrem Anblick immer „Weg, weg!" und fuchtelte mit den Händen. Die Mutter erklärte ihr, dass er krank sei und nichts dafür könne. Samina hatte trotzdem Angst vor dem Mann.

Das Mädchen wurde immer ruhiger und trauriger. Es ging nicht mehr in den Garten, zog sich nur in ihr Zimmer zurück. Morgens klagte sie oft über Bauchschmerzen, wollte dann nicht zur Schule gehen. Timm spielte viel im Garten. Die Mutter hatte den Kindern Kaninchen gekauft. Der Bruder rief seine Schwester, lockte sie, doch sie ging nicht raus.

Die Mutter hatte dann die Idee, einige Mädchen der Klasse, die sich noch nie an den Pöbeleien beteiligt hatten, einzuladen, um Freundschaften anzubahnen. Sie entwarf Einladungen für ein Kinderfest und ging persönlich zu den Eltern, um sie mit Samina an der Hand zu überreichen. Alle reagierten freundlich und bedankten sich. Die Mutter bereitete alles vor, doch niemand kam. Samina warf sich auf ihr Bett und schluchzte viele Stunden. Sie vertraute dann Timm an, dass sie bei ihrer Großmutter in Afrika, die sie auf einem Foto gesehen hatte, leben wolle.

Als sie am nächsten Morgen aufstehen sollte, um zur Schule zu gehen, bekam sie einen Schreikrampf. Die Mutter ging mit ihr zum Arzt. Sie bekam eine Krankschreibung und die Empfehlung zu einer Psychotherapie. Die Mutter nahm das Kind nun täglich mit zur Arbeit. Vier Wochen später hatte sie einen Termin bei mir.

Ich empfahl der Mutter, sich umgehend mit der Lehrerin vor die Klasse zu stellen und sehr bestimmt den Kindern mitzuteilen, dass sie sie bei der Polizei anzeigen werde, wenn sie noch einmal Samina belästigen. Dann müsse ein Elternabend einberufen werden, wo man die Eltern ebenso darüber informiert. Die Lehrerin soll dann möglichst zwei Patenkinder aus der Klasse werben, die auf dem Schulweg und während der Pausen Samina begleiten.

Ich lernte dann Samina kennen. Sie wirkte auf mich traurig, niedergeschlagen und verängstigt. Sie wollte nicht mehr in diese Schule gehen. Sie wollte nach Afrika zu ihrer Oma. Da würden alle so aussehen, da würde man sie nicht ärgern.

Ich sprach mit ihr darüber, dass sie dann erst einmal Omas Sprache lernen müsse. Außerdem müsse die Mutti viel Geld sparen, um den Flug dahin zu bezahlen. Sie gab zu, das nicht bedacht zu haben. Ich fragte Samina, ob sie bereit sei, mit mir nach einem Weg zu suchen, ohne Angst wieder in die Schule gehen zu können. Nebenbei könne sie ja Omas Sprache lernen, und Mutti könne anfangen zu sparen. Sie räumte ein, dazu bereit zu sein, aber nicht an so einen Weg zu glauben.

Ich machte dann spielerisch ein paar Tests mit ihr und erkannte, dass sie ein sehr intelligentes Mädchen war. Ich bat die Mutter, Schulaufgaben von der Lehrerin zu holen, die Samina bearbeiten soll, bis die Patenkinder gefunden und der Elternabend durchgeführt worden war.

Das Mädchen bestellte ich zweimal pro Woche. Bei seinem

Anblick spürte ich immer seine tiefe Traurigkeit. Das Mädchen zeigte mir seine Aufgaben, die es mit großer Sorgfalt erledigt hatte. Samina würde ja so gern lernen, auch die Sprache der Oma, sie wisse bloß nicht, wo und wie. Timm mache sich lustig über ihren Wunsch, zur Oma zu gehen. Dort müsse sie hungern und dursten und in einer Lehmhütte wohnen. Als Toilette würde ein Busch dienen. Aber das alles, sagte Samina, wäre ihr egal.

Ich besorgte Bilder über das Land ihrer Vaterfamilie, die wir uns anschauten. Dabei fiel jedes Mal ein Stück Traurigkeit von ihr ab, die aber sofort zurückkam, wenn sie an die Schule dachte. Ich versuchte, ihr zu vermitteln, wie wichtig es wäre, hier in Deutschland so viel wie möglich zu lernen, wenn sie später einmal in Afrika wohnen möchte. Dort wäre es schwierig, deshalb sei ja ihr Vater zum Studium nach Deutschland gekommen.

Samina war acht Wochen nicht zur Schule gegangen, als zwei Mädchen zu Besuch kamen, die ihr sagten, dass sie nun ihre Paten seien. Sie würden sie zur Schule begleiten und auf sie aufpassen. Es war ihr peinlich, aber sie ließ sich darauf ein. Die Mädchen sprachen auf dem Weg nicht mit ihr, brachten sie bis zur Klasse und liefen dann schnell zu ihren Freundinnen. Es ärgerte sie niemand, aber es gab sich auch keiner mit ihr ab. So ging das zwei Wochen, dann sagte sie den Mädchen, dass sie nun allein zur Schule gehen will. Die Kinder waren sichtlich erleichtert. Samina konnte jetzt unbehelligt lernen, war aber sehr einsam. Ich hoffte, es würde sich mit der Zeit geben, doch das tat es nicht. Ihre Traurigkeit in Mimik und Gestik war unübersehbar.

Die Mutti wollte einen Rat von mir. Ich erklärte ihr, dass man nicht alles wegtherapieren könne. Manchmal wäre es ratsam, die Lebensbedingungen zu verändern. Ich riet ihr, mit den Kindern einen Ausflug in die nächste Großstadt zu unternehmen und dort ein Viertel aufzusuchen, in dem viele Ausländer leben. Samina sollte sehen, dass es auch viele farbige Kinder in Deutschland gibt.

Nachdem sie von so einem Ausflug zurückgekommen waren, erschien Samina lächelnd zur Therapiestunde. Sie müsse gar nicht zur Oma ziehen. Sie müsse nur in diese Stadt ziehen! Das wäre so toll! Mutti und Timm würden zwar lieber auf dem Dorf wohnen, aber sie wolle dahin! Unbedingt!

Die Mutter sagte mir dann, dass sie sich in Saminas Interesse dort nach Arbeit und einer Wohnung umsehen werde. Timm sei bisher überall klargekommen. Er werde es schon verkraften. Drei Monate später zogen sie um. Samina durfte eine Europaschule besuchen, in der viele farbige Kinder lernten. Sie schrieb mir noch dreimal in den nächsten zwei Jahren. Ihre Zeilen klangen immer fröhlich und optimistisch. Für sie war es die richtige Entscheidung gewesen. Keine Methode der Verhaltenstherapie für Kinder hätte ihr geholfen.

Thomas - Mit 14 Jahren erfährt er von seiner Adoption und kommt damit nicht zurecht

Der nächste Fall handelt von einem Jungen, dem die Eltern in einem kritischen Alter erzählten, dass er adoptiert worden war.

Thomas wurde mir im Alter von 14 Jahren vorgestellt. Die Mutter berichtete während der ersten Konsultation, die ohne Anwesenheit des Jungen durchgeführt wurde, dass er so oft traurig verstimmt sei. Er habe keine Lust mehr, für die Schule zu lernen, helfe nicht mehr im Haushalt und werfe seine Sachen achtlos umher. Er prahle mit kriminellen Ideen, habe auch schon Diebstähle im Supermarkt begangen. Er setze sein eigenes Leben und das Leben anderer Menschen aufs Spiel, wenn er bei Rot über die Straße laufe, mit dem Fahrrad in irrer Geschwindigkeit ohne Helm und ohne Beachtung der Verkehrsregeln rase.

Die Mutter spürte, dass sie auf ihren Sohn keinen Einfluss mehr hatte. Sie konnte mit ihm kein vernünftiges Gespräch mehr führen. Thomas brülle nur noch rum oder lege sich ins Bett und ziehe sich die Decke über den Kopf. Das Verhalten sei so extrem geworden, seitdem sie Thomas vor sechs Monaten erzählt hatten, dass er adoptiert sei. Er habe daraufhin fürchterlich geweint und dann damit gedroht, sich umzubringen. Mit solch einer Reaktion hatten die Eltern nicht gerechnet. Sie fühlten sich geschockt und hilflos.

Der Vater schimpfe jetzt viel mit ihm, erzählte die Mutter weiter. Er verlange, dass er sich nun mal endlich zusammenreiße und wieder in die Familie einordne. Thomas' Antwort darauf war: „Du hast mir gar nichts zu sagen, du bist nicht mein Vater."

Ich befragte die Mutter nach der bisherigen Lebensgeschichte des Jungen. Thomas kam im Alter von sechs Monaten aus einem Heim zu ihnen. Er hatte die Größe und das Gewicht eines Neugeborenen. Er war extrem klein und untergewichtig auf die Welt gekommen. Die leibliche Mutter war alkohol- und drogensüchtig. Sie hatte das Neugeborene zur Adoption freigegeben. Die Adoptiveltern wurden darüber informiert, dass eine Schädigung des Gehirns bei dem Säugling vorliegt, die zu Entwicklungs- und Verhaltensstörungen führen kann. Doch die Freude über das Baby überwog alle Bedenken. In einer intakten Familie würden sie das schon hinbekommen. In der Familie lebten noch Zwillingsmädchen, die damals zehn Jahre alt waren. Es waren die Kinder der Schwester des Mannes, deren Eltern im Ausland arbeiteten. Alle begrüßten den Säugling und kümmerten sich liebevoll.

Thomas entwickelte sich kontinuierlich. Er lag immer circa sechs Monate hinter der Altersnorm zurück. Das war durch seinen schlechten Start ins Leben nicht anders zu erwarten gewesen.

Er wurde in der Familie von allen geliebt. Mit drei Jahren kam er in die Kindertagesstätte. Der sehr kleine und äußerst zierliche Junge wurde auch hier sehr umsorgt und behütet. Die Erzieher bemerkten zwar ein unstetes Spielverhalten und mangelnde Spielideen, hofften aber sehr auf eine positive Entwicklung.

Deutliche Probleme gab es dann in der Schule. Der Junge konnte sich schlecht konzentrieren und hatte Lernprobleme in allen Fächern. Die Lehrer beschrieben ihn als sozial unreif. Die Mitschüler grenzten ihn oft aus. Das machte ihn im Laufe der Zeit immer aggressiver. Er wollte auch Freunde haben, wusste aber nicht, wie er sie gewinnen könne. Die Mutter lud Kinder nach Hause zu Spielnachmittagen ein und musste beobachten, wie diese Kinder miteinander spielten, Thomas aber abseits stand, weil er das Spielgeschehen gar nicht verstand. Er fing dann an zu stänkern, störte das Spiel. Seine schulischen Leistungen waren so schlecht, dass er die Klasse eigentlich hätte wiederholen müssen.

Doch man versetzte ihn immer wieder, bis in der dritten Klasse der totale Einbruch kam. Thomas verweigerte die Schule. Sein Verhalten war sehr instabil. Mal weinte er, dann wieder fluchte und schimpfte er unflätig und schlug auch ab und zu um sich.

Die Mutter stellte ihn der Schulpsychologin vor, die nach einer Testung sofort die Umschulung in eine Schule für lernbehinderte Kinder in die Wege leitete. An dieser Schule gefiel es Thomas. Er erfüllte die Lernanforderungen und gewann Freunde.

Die Eltern atmeten auf. Er war zu Hause nicht immer leicht zu führen, weil er viel vergaß, unordentlich war und auch nicht immer ehrlich. Doch die Eltern hielten diese Verhaltensweisen für beeinflussbar.

Lange überlegten sie, wann es wohl günstig sei, ihm zu sagen, dass er adoptiert ist. An seinem 14. Geburtstag sprachen sie dann mit ihm darüber. Er war zutiefst erschüttert. Seine Geburtstagsfeier am Nachmittag musste abgesagt werden. Er sprach mit den Eltern tagelang kein Wort, warf ihnen aber sehr böse Blicke zu. Jeden Versuch, ihm die damalige Situation noch einmal zu erklären, blockte er ab und hielt sich die Ohren zu. „Was wollt ihr noch von mir, ihr seid ja nicht meine Eltern!“, rief er schluchzend unter der Bettdecke.

Die Eltern fanden dann Zettel vor, auf denen stand, dass er sich umbringen werde. Daraufhin drohten sie ihm, ihn in die Psychiatrie einweisen zu lassen, wenn er nicht vernünftig mit ihnen über das Thema reden und wieder regelmäßig zur Schule gehen würde. Das half. Sie konnten ihm die damalige Situation in Ruhe erklären. Auf seinen Wunsch hin versprachen sie ihm, nach der Identität der Mutter zu suchen.

Thomas ging wieder zur Schule, war aber deutlich wesensverändert. Als sich die Hoffnung auf Veränderung seines Verhaltens nicht erfüllte, vereinbarten die Eltern einen Termin in meiner Praxis.

Thomas kam allein zum Termin. Das war seine Bedingung den Eltern gegenüber gewesen. Er sah aus wie ein Zehnjähriger, sehr klein und sehr dünn. Die Haare waren extrem kurz. Er sah mich herausfordernd an. „Ich komme nur, weil ich dadurch mehr Taschengeld bekomme", sagte er zur Begrüßung.

Ich bat ihn, sich zu setzen. Dann entspann sich zwischen uns folgender Dialog. Ich sagte: „Wegen Taschengeld ist noch nie ein Kind zu mir gekommen. Meistens haben die Kinder Sorgen, und wir arbeiten dann daran, was wir gegen die Sorgen machen können, wie wir sie vertreiben oder lernen können, besser mit ihnen umzugehen. Hast du auch Sorgen?" Thomas: „Was denkst du denn? Totale Sorgen, aber die kannst du nicht auflösen. Ich bin belogen worden all die Jahre, die haben sich als meine Eltern ausgegeben, haben so getan, als hätten sie mir was zu sagen! Lügner sind sie, Betrüger!"

Ich spürte seinen Zorn. Seine Augen funkelten, er ballte die Hände zu Fäusten. Ich antwortete: „Hast du denn mit deinen Eltern in all den Jahren gar keine schöne Zeit erlebt?" Thomas: „Nenn sie nicht Eltern, es sind Lügner!" Ich antwortete: „Ich weiß, dass du im Leben auch schon gelogen hast und dir wurde verziehen. Schau, diese Menschen haben dich in all den Jahren lieb gehabt, haben dir zu essen gegeben, etwas zum Anziehen, haben dir Spielsachen gekauft, sind mit dir in den Urlaub gefahren, haben dich gepflegt, wenn du krank warst."

„Ich war nie krank!", rief Thomas dazwischen. „Ich hatte mal Kopfschmerzen, aber da musste ich trotzdem in die Schule. Das wollte Papa. Der meckert sowieso am meisten."

Am Schluss unserer Stunde verabschiedete er sich mit den Worten: „Ich bringe mich sowieso um, wenn sich meine richtige Mutter nicht meldet.“ Er versprach mir dann aber, es bis zur nächsten Konsultation nicht zu tun.

Zur nächsten Stunde kam er mit einem Skateboard hereingefahren. Ich bat ihn, abzusteigen, doch er weigerte sich mit der Begründung, so könne er schneller abhauen. Dann zog er eine Unmenge von beschriebenen Zetteln aus seiner Umhängetasche und legte sie mir mit der Bemerkung auf den Tisch, ich könne sie bis zur nächsten Stunde lesen. Die habe er alle im letzten halben Jahr geschrieben. Nun aber wolle er mit mir spielen, für Diskussionen habe er heute keine Kraft. Während des Spiels war er fröhlich. Er ließ sich gut lenken und freute sich, wenn er gewann. So fröhlich verabschiedete er sich dann auch. Er winkte mir zu und rief, ich solle ja alle Zettel lesen. Dann rollte er davon.

Die Zettel waren schwer zu lesen. Sie waren voller Fehler und mit unvollständigen Sätzen. Sie bezeugten aber, dass Thomas die Adoptivmutter liebte. Den Adoptivvater lehnte er wegen seiner Strenge ab. Die Zwillingsmädchen kamen offenbar noch manchmal zu Besuch. Sie waren ja inzwischen erwachsen. Er mochte sie sehr, bezeichnete sie als Schwestern. Der Inhalt vieler Zettel befasste sich mit der Beurteilung seiner Mitschüler. Er war offenbar in ein Mädchen verliebt, das seiner Meinung nach zu dumm war, es zu bemerken. Das machte ihn traurig und wütend.

Viele Zettel hatte er mit der Beschreibung der Sehnsucht nach seiner leiblichen Mutter gefüllt. Er erdachte sich eine Traumfee, mit der er ein wunderbares Leben führen würde. Er hatte alle Zettel je nach Inhalt mit Herzen oder Totenkreuzen bemalt.

Dann gab es einen Zettel, auf dem er seinen Selbstmord beschrieb und wie schön es sein wird, tot zu sein. Zuvor aber wollte er noch ganz viel Unsinn machen.

Seine Stimmung in den Therapiestunden war sehr wechselhaft. Wenn er fröhlich kam, wollte er nur spielen, ließ sich auf nichts anderes ein. Wenn er niedergeschlagen kam, wechselten sich Resignation und Wut ab.

Wütend war er auf das Jugendamt, das so lange brauchte, die Mutter zu finden; oft auf den Adoptivvater, der immer etwas an ihm rumzumeckern hatte, wenn er nach Hause kam. Früher hatte er mit ihm gespielt und gekuschelt. Das täte er gar nicht mehr.

In einem Gespräch mit der Mutter bestätigte sie mir das. Der Vater käme mit der Art des Jungen nicht mehr klar. Sie warteten alle auf die Nachricht vom Jugendamt. Der Vater hoffte, Thomas würde zur Familie zurückfinden, wenn sich seine Vorstellungen von der leiblichen Mutter nicht bestätigen.

Ich bat die Mutter, mit Thomas einen Psychiater aufzusuchen, der ihm eventuell etwas gegen seine extremen Stimmungsschwankungen verschreiben könnte. Doch das lehnte sie ab.

Zur 21. Therapiestunde, nach fünf Monaten Therapie, kam Thomas nicht. Er hatte bisher nie eine Stunde versäumt. Eine Woche später erfuhr ich, dass sich Thomas das Auto der Eltern geschnappt hatte und damit gegen einen Baum gefahren war. Er war sofort tot. Er hatte einen Brief des Jugendamtes an die Eltern geöffnet und gelesen, dass seine leibliche Mutter schon vor zehn Jahren an einer Überdosis Heroin verstorben war.

Ein sehr, sehr trauriges Ende.

Hätten die Eltern ihn denn nun nie von der Adoption unterrichten sollen? Vielleicht würde er noch leben, vielleicht hätte er es dann trotzdem irgendwann von anderen Menschen erfahren und wäre noch verzweifelter und wütender geworden?

Der Zeitpunkt der Pubertät für eine solche Offenbarung ist problematisch. Aber keinesfalls reagieren alle Kinder so, wenn sie in der Pubertät erfahren, dass sie adoptiert wurden. Thomas war durch seine frühkindliche Hirnschädigung sehr labil, konnte seine Emotionen ganz schlecht kontrollieren. Durch seine Intelligenzminderung konnte er viele Zusammenhänge nicht richtig erfassen und bewerten.

Ich rate aber bei jedem Kind von einer Offenbarung einer Adoption in der Pubertät ab. Der günstigste Zeitpunkt liegt im Kleinkindalter. Das Kind sollte mit dem Wissen aufwachsen, im Bauch einer anderen Frau entstanden und dann liebevoll von Papa und Mama in Empfang genommen worden zu sein. Das Wort „Adoption“ spielt dabei keine Rolle.

Natürlich kann es dann trotzdem in der Pubertät zu Krisen kommen, die sich auf den Sachverhalt der Adoption beziehen. In der Regel können aber solche Krisen viel leichter überwunden werden.

Manfred - Monatelange Kopfschmerzen nach Traumatisierung

Ein 17 Jahre alter Schüler einer Privatschule für Physiotherapie kam zu mir in die Sprechstunde. Sein behandelnder Neurologe habe ihm zu diesem Schritt geraten, weil er unter starken Kopfschmerzen leide. Er würde diese als Migräne bezeichnen, doch der Arzt meinte, es sei keine. Vielfältige Medikamente hätten bisher keine Wirkung gezeigt. Er sei an Tagen mit solchen Kopfschmerzen unfähig, in die Schule zu gehen, und habe dadurch sehr viele Fehltage. Der Arzt sei nicht mehr bereit, ihm eine Krankschreibung zu geben, weil er wohl nicht mehr an die Existenz dieser Schmerzen glaube.

Mein Patient schilderte mir, jetzt große Angst vor der Zukunft zu haben. Täglich werde er von den Eltern bedrängt, wieder in die Schule zu gehen. Bei diesen furchtbaren Schmerzen liege er aber am liebsten ganz still im Bett. Jede Bewegung verstärke den Schmerz. Die Eltern würden ihn beschimpfen, sagen, er sei unfähig, faul, würde nie die Ausbildung schaffen, sei ein Versager. Dabei würde er gern in die Schule gehen, wenn nur die Schmerzen nicht wären.

Während er sprach, schaute er mich mit großen, erwartungsvollen Augen an. Er war etwas füllig, aber nicht dick. Seine Sprache war flüssig. Heute habe er keine Kopfschmerzen, aber das sei selten. Er sei trotzdem nicht in der Schule gewesen, denn er müsse sich ja auch mal erholen. Das zweite Ausbildungsjahr werde er wohl sowieso nicht bestehen. Er könne sich nicht vorstellen, dass die Schmerzzustände einmal aufhören und er wieder zur Schule gehen kann.

Zur nächsten Konsultation kam die Mutter. Sie sei entsetzt über den Zustand des Sohnes. Seit sechs Monaten halte das an.

Er sei mit allen zur Verfügung stehenden Mitteln untersucht worden. Es gäbe keine Anhaltspunkte für die Ursache dieser Schmerzen. Kein Medikament schlage an. Der Sohn beschäftige sich nur noch mit seinen Schmerzen. Er habe alle anderen Aktivitäten eingestellt, führe täglich Protokoll über seinen Zustand, wolle ständig mit den Eltern darüber reden und bekomme einen hysterischen Anfall, wenn die Eltern mal nicht auf seine Klagen eingingen. Sie seien alle drei nervlich am Ende. Manfred, mein junger Patient, schlafe ruhig. Wenn die Mutter ihn dann am Morgen für den Schulbesuch wecke, öffne er die Augen, greife sich an die Stirn und schreie auf. Es tue ja so weh! Dann liege er da und rühre sich nicht mehr.

Ich ließ mir die Lebensgeschichte erzählen: Manfred, das einzige Kind der Eltern, sei unter Sauerstoffmangel auf die Welt gekommen und von klein auf problematisch gewesen, weil er viel geschrien habe und sehr anfällig für Infekte war. Die Mutter ging nicht arbeiten. Manfred bestimmte schon in sehr frühem Alter, was gemacht wurde. Mit Bock und Trotz setzte er sich durch.

Es gab Zeiten, in denen er jede Nahrung ablehnte, dann aber schlang er wieder alles in sich rein und verweigerte den Stuhlgang so lange, bis sie mit ihm zum Rettungsdienst mussten und er Einläufe bekam. Ständig stand er im Mittelpunkt. Alles drehte sich um ihn.

Die Mutter hätte es gern gesehen, wenn er sich mit anderen Kindern auf dem Spielplatz angefreundet hätte. Doch Manfred fand die Kinder zu langweilig oder zu dumm. Immer forderte er die Mutter auf, mit ihm zu spielen. Er genoss es, seinen Willen durchzusetzen. Als er zur Schule kam, blieb er unter den Kindern Außenseiter. Er war der beste Schüler der Klasse und bei den Lehrern beliebt. Die Schüler nannten ihn Streber. Ab und zu wurde er auch geschlagen.

Manfred freute sich auf die Ausbildung. Kurz vor Beginn zog

die Familie extra deshalb in eine andere Stadt, in der sich die Schule befand. Der Junge hoffte, sich dort unter den Jugendlichen, die ihn nicht kannten, eine neue Position verschaffen zu können.

Die Mitschüler ärgerten ihn nicht, freundeten sich aber auch nicht mit ihm an. Hier war er leistungsmäßig nicht mehr der beste Schüler. In Mathematik hatte er sogar Probleme. Eine Mitschülerin vermittelte ihm eine Studentin, die ihm Nachhilfe gab. Sie kam zweimal pro Woche, und die Mutter meinte, Manfred hätte sich in sie verliebt. Er blühte auf, war nicht mehr so zickig.

Als das zweite Ausbildungsjahr begann, ging diese Studentin für ein Jahr ins Ausland. Die Mutter bemerkte, wie deprimiert Manfred war. Nach zwei Wochen setzten erstmals die Kopfschmerzen ein. Seitdem war er nur sporadisch in der Schule gewesen, manchmal nur für zwei Stunden am Tag, dann mussten die Eltern ihn wegen der Schmerzen abholen. Zuerst bekam er noch Krankschreibungen, doch nun nicht mehr. Die Eltern befürchteten, dass er von der Schule verwiesen werde.

Ich fragte die Mutter, ob es ein besonderes Erlebnis gab, bevor die Schmerzattacken einsetzten. Doch sie konnte keines benennen.

Ich führte mit Manfred einige Tests durch. Das war schwierig, denn er kam nur zu circa jedem dritten vereinbarten Termin wegen der Kopfschmerzen. Oft mussten wir nach 30 Minuten die Tests abbrechen, weil die Schmerzen zu heftig wurden. Die Ergebnisse wiesen aus, dass Manfred ein hochintelligenter und hochsensibler Junge war. Ich versicherte ihm, dass ich nicht an seinen Kopfschmerzen zweifele, da aber organisch der Kopf gesund sei, müsse es eine psychische Ursache geben, und die müssten wir finden. Er stimmte mir zu und war bereit, danach zu suchen.

Wir brauchten auch nicht lange, dann sprudelte es aus ihm

heraus. Er hatte sich in die Studentin verliebt und meinte, an ihrem Verhalten ablesen zu können, dass sie ihn auch mochte. Doch er hatte sich in ihr getäuscht. Nachdem sie im Ausland angekommen war, hatte sie einen Brief an besagte Mitschülerin seiner Ausbildungsklasse geschrieben, in dem sie sich über ihn lustig machte, ihn bloßstellte, ihn abwertete, seine Gefühle für sie in den Schmutz zog. Diese Mitschülerin hatte den Brief viele Male kopiert und in ihrer Klasse verteilt. Manfred war daraufhin Schulgespräch und wäre vor Scham am liebsten in den Boden versunken. Seinen Eltern habe er diesen Brief nie gezeigt und wolle nicht, dass sie je davon erfahren. Kurz nach diesem Erlebnis setzten die Kopfschmerzen ein.

Da hatten wir wohl die Ursache gefunden: Das war Mobbing! Ich fragte ihn, ob er die Schule verlassen möchte. Nein, die Eltern hätten schon sehr viel Schulgeld bezahlt, und er möchte ja auch gern Physiotherapeut werden. Vielleicht könnte er ja ein oder zwei Jahre aussetzen, bis dieser Vorfall vergessen sei. In den zwei Jahren „Schulpause" wollte er gern lernen, die Kopfschmerzen zu beherrschen. Er konnte sich aber nicht vorstellen, dass die Schmerzen irgendwann einmal nicht mehr auftreten würden!

Ich machte ihm Mut, dass er es schaffen könne. In einem Schreiben befürwortete ich eine unbefristete Beurlaubung vom Schulbesuch. Er war durch das Mobbing psychisch krank geworden. Die Eltern reichten den Antrag zähneknirschend ein. Sie waren nicht überzeugt, dass Manfred nicht schauspielerte. Mit Manfred vereinbarte ich, dass wir intensiv miteinander arbeiten werden und er sich eine sinnvolle Beschäftigung für kopfschmerzfreie Tage überlegen soll.

Ich ging noch einmal die ganze Situation gedanklich durch. Manfred hatte von klein auf nicht gelernt, soziale Beziehungen zu Gleichaltrigen zu knüpfen und zu unterhalten. Er war Einzelgänger, Außenseiter. Das ist für hochbegabte Kinder nicht untypisch. Dennoch hatte er sich nach Beziehungen gesehnt. Als die Studentin, die ihm Nachhilfe gab, freundlich zu ihm war, überbewertete er das offenbar. Sie nutzte seine Sehnsucht nach Anerkennung von etwa Gleichaltrigen aus, gaukelte ihm Sympathie vor, ließ sich auf Liebesspielchen ein, in denen er völlig ungeübt war. Sie machte sich dann gegenüber Manfreds Mitschülerin lustig über ihn und zog ihn in den Schmutz. Das eigentliche Mobbing aber bestand darin, dass diese Mitschülerin dieses Schreiben öffentlich gemacht und ihn damit dem Spott aller ausgesetzt hatte. Das war für Manfred hochgradiger Stress, der einer Traumatisierung ähnlich war. Jeder Schulbesuch wirkte stressverstärkend. Sein Körper „erfand" (konstruierte[1]) als Lösung und zum Schutz vor weiterer Traumatisierung die Kopfschmerzen. So war es ihm nicht mehr möglich, sich diesem Stress auszusetzen.

Manfred untersagte mir, mit seinen Eltern darüber zu sprechen. Niemals sollten diese davon erfahren! Deshalb wollte er auch auf gar keinen Fall eine Anzeige gegen die Mitschülerin, die den Brief kopiert hatte, stellen.

Manfred bekam die Beurlaubung genehmigt. Er fragte mich, warum die Kopfschmerzen jetzt nicht aufhörten. Ich bat ihn, sich einmal ein Trauma der Haut vorzustellen, wenn man sich verbrannt hat: Das tut höllisch weh, auch wenn der ursächliche Brand gelöscht ist. Während des Prozesses der Hautheilung hat man immer noch Schmerzen, die im Laufe der Monate geringer werden. Die Haut behält aber Narben, die oft noch nach Jahren immer mal wieder weh tun. So ungefähr müsse er sich das Trauma der Seele vorstellen.

Als Erstes brachte ich ihm bei, sich tief zu entspannen. Danach lernte er, sich in dieser tiefen Entspannung Bilder vorzu-

---

[1] solche Konstruktionen können im Wesentlichen bewusstseins- und willensunabhängig erfolgen

stellen und ein Bild auszusuchen, das einen Ort darstellt, der ihm Ruhe und Sicherheit vermittelt. In ganz kleinen Schritten begannen wir dann, Situationen aus dem Schulalltag nach Bekanntwerden des Briefes in der tiefen Entspannung in Bilder umzusetzen. Nach Zurücknahme des Entspannungszustandes sprachen wir dann darüber und bewerteten Gesten und Bemerkungen der Mitschüler. Parallel dazu trainierte ich mit ihm soziale Kompetenz bezüglich Beziehungsanbahnung und Beziehungsgestaltung. Die Vermittlung von Wissen bezüglich der Körpersprache gehörte auch dazu.

Manfred kam gern zu den Stunden. Schon bald sagte er die Konsultationen nicht mehr wegen Kopfschmerzen ab.

In kopfschmerzfreier Zeit begann er zu Hause zu töpfern. Er entwarf Schüsseln und Tassen und verkaufte die fertigen Teile bei Ebay. So verdiente er sich ein Taschengeld dazu. Die Eltern hatten ihm einen Brennofen gekauft, um seine sinnvolle Beschäftigung zu fördern.

Leider fehlte ihm noch immer der Kontakt zu Jugendlichen. Er ging nicht zu Veranstaltungen, weil er befürchtete, es könnten Schüler seiner Schule da sein. Für die Umsetzung all dessen, was wir in der Therapie erarbeitet hatten, benötigte er aber ein Trainingsfeld. Ich schlug ihm deshalb vor, einen Antrag für die Durchführung einer psychosomatisch ausgerichteten Kur für Jugendliche zu stellen. Nach acht Monaten Therapie bei mir fuhr er für sechs Wochen in eine Klinik mit vielen anderen Jugendlichen. Das bekam ihm sehr gut. Er kam gelöst und entspannt wirkend zurück. Es sei so schön gewesen, er habe so viel gelacht, wie in seinem ganzen Leben zuvor nicht! Und er habe sich verliebt. „Diesmal richtig!“, beteuerte er. Sie sei ein ganz schüchternes Mädchen, das ihm bestimmt nichts vorgemacht habe. Jetzt würden sie täglich miteinander telefonieren und wollen sich so bald wie möglich besuchen. Kopfschmerzen würden nur noch so etwa alle zwei Wochen auftreten, aber nicht mehr so stark.

Manfred hatte beschlossen, nicht mehr an diese Schule zurückzukehren, sondern zu Beginn des neuen Schuljahres an einer Abendschule für das Abitur zu lernen. Am Tag wolle er sich mit dem Töpfern beschäftigen.

Wir beendeten die Therapie nach 70 Konsultationen.

Miri - Ein kleines Mädchen, das mein Herz gewann und wieder verschwand

Ich erhielt einen Anruf aus einem nahe gelegenen Kinderheim, in dem unbegleitete Flüchtlingskinder betreut wurden. Man bat mich, mir ein kleines Mädchen anzuschauen und zu entscheiden, ob ich bereit wäre, mit ihm eine Therapie zu wagen. Die Leiterin der Gruppe, zu der die Kleine gehörte, zeigte dann auf ein Mädchen von etwa vier Jahren, das auf einer kleinen Bank in der Ecke des Zimmers saß. Das sei Miri, so habe der Polizist sie genannt, der sie vor sechs Wochen in dem Heim ablieferte. Wie er auf den Namen kam und ob das Kind wirklich so hieß, wusste sie nicht.

Von dem Kind gab es dazu keine Auskunft. Es sprach nicht. Man hätte Dolmetscher verschiedener Sprachen bemüht, doch Miri habe nicht reagiert. Sie säße den ganzen Tag nur da und schaue in die Gegend. Sie spiele nicht und nehme auch keinen Kontakt zu anderen Kindern auf. Stelle man ihr Essen hin, so esse sie. Führe man sie zur Dusche, so ziehe sie sich aus und lasse sich duschen, begleite man sie zum Bett, so lege sie sich rein. Sie sei völlig problemlos zu führen, doch ansonsten inaktiv. Die Polizei sei vom Bahnhofspersonal gerufen worden, weil das Kind auf einer Bank auf dem menschenleeren Bahnsteig saß.

Ich ging auf Miri zu und begrüßte sie, doch sie schaute an mir vorbei. Ich hatte das Gefühl, dass sie wartet, wohl auf einen Menschen, den sie kennt und der sie abholt. Rein äußerlich sah sie aus, als käme sie aus der Türkei oder aus Syrien. Ich vereinbarte, dass Miri in der darauffolgenden Woche für eine Stunde zu mir gebracht wird.

Sie kam an der Hand von einem jungen Mädchen, das sich

als Yvonne vorstellte. Yvonne erzählte mir, sie sei 17 Jahre alt und absolviere ein Praktikum in dem Heim. Sie möchte gern Erzieherin werden. Ihr Schulabschluss sei schlecht, und sie erhoffe sich durch das Praktikum bessere Ausbildungschancen. „Bitte sag du zu mir, das ist mir lieber“, begrüßte sie mich. Dann übergeb sie mir Miri mit der Bemerkung: „Ich glaube nicht, dass die jemals spricht!“ Dann ließ sie eine große Kaugummiblase platzen. Ich bat sie, in 50 Minuten zurückzukommen.

Zu der Kleinen sagte ich: „Schau dich um, Miri, hier gibt es viel Spielzeug, du darfst alles anfassen und anschauen.“ Da ich davon ausgehen musste, dass sie mich nicht versteht, untermalte ich meine Worte mit auffälligen Gesten. Miri rührte sich nicht. Ich schob ihr einen Hocker hin. Sie setzte sich. Ich gab ihr einen Teddy in die Hand. Sie nahm ihn, hielt ihn fest, zeigte aber weder Interesse noch Freude. Ich strich über Teddys Fell, zeigte, wie schön weich es war. Dann nahm ich ihre Hand und führte sie über das Fell. Sie ließ es ohne erkennbare Regung geschehen. Wenn ich meine Hand wegnahm, saß sie wieder regungslos da und schaute zur Tür.

Ich begann dann ein Spiel auf dem Teppich vor ihren Füßen mit kleinen Puppen und Autos. Dabei sprach ich in ruhigem Tonfall. Miri starrte auf die Tür. Als Yvonne zurückkam, ging sie zu ihr, nahm sie an die Hand, und beide gingen los. Ich sah, dass Yvonne Kopfhörer aufhatte und offenbar Musik hörte. Ich rief sie zurück und bat sie, Miri die Kopfhörer aufzusetzen. Als die Musik ertönte, schreckte das Kind zusammen. Es konnte also hören.

Ich gab Yvonne drei Termine pro Woche mit. Miri sollte mich auf keinen Fall zwischen den Konsultationen vergessen. Zur nächsten Konsultation setzte ich sie an den Tisch und servierte ihr Kakao und Kekse. Schweigend aß sie alles auf. Zur Tür konnte sie aus der Position nicht schauen, also schaute sie zum Fenster. Ich legte ihr Buntstifte und Papier hin. Sie rührte sich nicht. Dann nahm ich einen Stift und malte eine Sonne. Dann nahm ich ihre Hand in meine, und wir malten lauter Punkte auf das Papier. Ich konnte nicht erkennen, ob ihr das gefiel.

Am nächsten Tag rief mich ihre Gruppenleiterin Frau Lorentz an und erzählte voller Freude, dass Miri einen Stift genommen und ein paar Punkte gemalt habe. Mehrere Therapiestunden hindurch führte mich Miri zu den Stiften und schaute auf das Papier. Ich musste ihre Hand führen, und wir malten Punkte und Striche. Wenn ich meine Hand wegnahm, malte sie nicht weiter. Im Heim aber beschäftigte sie sich allein mit den Stiften. Sie suchte also bei mir Körperkontakt.

Zur nächsten Stunde besorgte ich mir eine CD mit türkisch klingender Musik. Die Musik spielte schon, als Yvonne mit Miri hereinkam. Yvonnes Reaktion lautete: „Oh Gott, was hören sie sich denn da an!“ Doch Miri horchte merklich auf, und ihre Mimik zeigte mir, dass es ihr gefiel. Ich fing an, mich im Takt der Musik zu bewegen und wollte Miri an den Händen anfassen, um sie mittanzen zu lassen. Doch sie entzog sich mir und dirigierte mich zum Sessel. Ich sollte mich setzen. Sie kletterte auf meinen Schoß! Dann kuschelte sie sich an mich und schloss die Augen. Ich wiegte sie im Rhythmus der Musik, und sie genoss es sichtlich.

In den folgenden Stunden wollte sie stets, dass ich sie nach der Musik wiege. Wenn sie zur Tür hereinkam, zeigte sie auf den CD-Player, dirigierte mich zum Sessel und kletterte auf meinen Schoß. Ich begann, zu den Melodien zu summen und hoffte, sie würde es auch tun. Doch das geschah nicht. Frau Lorentz berichtete mir freudig, dass Miri jetzt viel lebendiger sei. Sie spiele und geselle sich auch zu den anderen Kindern. Draußen auf dem Spielplatz habe sie sogar schon geschaukelt. Die Leiterin dachte darüber nach, sie zur Sprachtherapie anzumelden. Doch das fand ich viel zu früh.

Einmal brachte ich Miri nach der Therapiestunde zurück ins Heim. Dort zeigte sie mir die Stifte, die Puppen und ihren Teddy. Sie nahm mich mit auf den Spielplatz zur Schaukel. Ich sollte mir alles ansehen. Es war kein Vergleich zu unserer ersten Begegnung! Ein Teil der Heimkinder umschwirrte uns und redete in den verschiedensten Sprachen auf uns ein. Das störte Miri nicht! Ich gab ihr eine Tüte Gummibärchen, die sie verteilen durfte. Sie wirkte glücklich und zufrieden.

Zur nächsten Therapiestunde wartete ich vergebens auf Yvonne mit Miri. Ich rief im Heim an, fragte, ob Miri krank sei. Frau Lorentz bat mich vorbeizukommen. Sie wollte am Telefon nicht reden. Ich bekam Angst. Was war passiert?

Im Heim traf ich auf eine heulende Yvonne. Frau Lorentz kam auf mich zu und erklärte mir, dass Miri „weg“ sei. Die Kinder hätten draußen gespielt. Yvonne hatte die Aufsicht. Dann sei eine Frau gekommen und hätte zu Yvonne gesagt, sie wolle Miri abholen. Yvonne habe daraufhin Miri gerufen. Miri sei gleich zu der Frau hingegangen. Jene hätte sie an die Hand genommen und beide seien fortgegangen. Erst als sie nicht mehr zu sehen waren, sei Yvonne der Gedanke gekommen, dass sie vielleicht einen Fehler gemacht habe. Yvonne schluchzte: „Ich dachte, es sei abgesprochen. Ich dachte, die Frau würde sie zu einer Therapie oder so mitnehmen. Miri ist doch ganz friedlich mitgegangen.“

Ich war entsetzt. „Kannst du die Frau beschreiben, war es eine Ausländerin, sprach sie mit Akzent?“, drang ich auf Yvonne ein. „Kopftuch trug sie nicht“ war alles, was Yvonne von sich gab. „Werde ich jetzt gefeuert?“, fragte sie. „Das ist jetzt völlig unwichtig, wichtig ist, wo Miri jetzt ist!“, konterte Frau Lorentz aufgebracht. Dann erzählte sie, dass sie schon die Polizei informiert hatte. „Die hat den Vorgang aufgenommen, uns jedoch keine Hoffnung gemacht. Wo soll man das Kind suchen?", hätte sie gefragt. Der richtige Name des Kindes sei ja unbekannt. Es gab nicht einmal ein Foto. Es gab nur den Bericht des Polizisten, der das Mädchen gebracht und Miri genannt hatte. So war es auch bei der Ausländerbehörde eingetragen, die den Unterhalt und die Therapien bezahlte. Man hoffte, dass die Kleine irgendwann sprach, dann sollten Fotos gemacht und Fingerabdrücke genommen werden.

Mir ließ das alles keine Ruhe. Ich ging am Abend selbst zur Polizei. Dort teilte man mir mit, dass ich nicht berechtigt sei, Auskünfte über den Verbleib des Kindes zu erhalten. Wenn ich aber eine Aussage machen wollte, würde sie diese notieren. Ich sprach den Verdacht aus, dass es eine Frau aus den umliegenden Heimen sein könnte, die den Namen „Miri" bei Beobachtungen des Spielplatzes aufgeschnappt haben könnte. „Wissen sie, wie viele Kinder da in den Heimen rumwuseln? Wie sollen wir da ein Kind finden, von dem wir gar nicht wissen, wie es aussieht?"

Mir wurde klar, dass die Polizei nichts unternehmen würde, um Miri zurückzubringen. Ich lag die ganze Nacht wach und grübelte. Viele böse Bilder stiegen in mir auf. „ Liebe kleine Miri, was haben sie mit dir vor?" Wenn die Frau eine Verwandte gewesen wäre, hätte sie sich im Heim gemeldet, Miris richtigen Namen genannt und alles aufgeklärt. Da sie das nicht getan hatte, konnte doch nur eine Straftat dahinterstecken!

Ich verabredete mich mit Yvonne. Wir wollten den Heimen der Umgebung einen Besuch abstatten. Vielleicht gab es Hinweise, oder wir würden das Kind sogar finden! Doch das erwies sich als schwierig.

In einige Heime ließ man uns gar nicht rein. In anderen durften wir in das Spielzimmer und auf den Spielplatz schauen. Da war von unserer Miri nichts zu sehen. In die privaten Bereiche der Bewohner durften wir nicht. Von einem Kind, das zusätzlich aufgetaucht war, wusste keiner etwas. Es war hoffnungslos. Yvonne heulte noch einmal kräftig, doch das brachte uns Miri auch nicht zurück. „Arme kleine Miri! Ich wünsche so sehr, dass dir nichts Schlimmes geschieht!“

Wir berichteten Frau Lorentz von unserem Misserfolg, doch die hatte gar nicht damit gerechnet, dass wir Miri finden. Sie orientierte mich gleich auf einen neuen Bewohner, Max, der dringend eine Therapie benötigt und auch schon eine Zusage vom Amt hätte. Ein freier Therapieplatz wäre aber weit und breit nicht zu bekommen. Viele Therapeuten würden auch davor zurückschrecken, weil das Kind nicht Deutsch spricht. Frau Lorentz meinte, ich hätte doch jetzt den Platz von Miri frei.

Max - Er flüchtete aus einem Land, das es nicht gibt, um sich zu retten

Frau Lorentz, die Gruppenleiterin aus dem Kinderheim, zog mich in einen Raum, in dem Kinder spielten. Auf einem Teppich in der Ecke saß ein etwa fünfjähriger Junge mit tiefdunkler Hautfarbe und baute konzentriert mit Legosteinen. Frau Lorentz erklärte mir, das sei Max. Max spreche, aber in einer Sprache, die niemand kennt. Weder die Dolmetscher noch die Kinder, die sie hier aus vielen Ländern beherbergen, würden ihn verstehen. Man nehme an, dass der Junge von einem seltenen Stamm in Zentralafrika stamme, der eine eigene Sprache habe. Die Auffälligkeit des Jungen bestehe aber darin, dass ihn niemand berühren darf, nicht einmal aus Versehen. Er würde dann lauter als eine Sirene schreien, um sich schlagen, spucken und beißen. Kein Kind mag deshalb in seiner Nähe spielen. Wenn ihn keiner berühre, sei er unauffällig. So habe der Arzt, der die Neuzugänge untersucht, ihn weder abhorchen noch Blut abnehmen können. Er habe sich gebärdet, als sei der Teufel hinter ihm her. Der Arzt habe dann nur „fünf Jahre“ als ungefähres Alter eingetragen.

Dann erzählte Frau Lorentz, wie und wo Max aufgefunden worden war. Die Putzfrau einer Kneipe habe ihn morgens schlafend unter einer Eckbank des Gastraumes gefunden und die Polizei gerufen. Der Junge sei nicht freiwillig vorgekommen. Die Putzfrau habe ihn mit dem Schrubber vorgezogen. Dabei habe er höllisch geschrien. Als der Polizist ihn zum Auto bringen wollte, habe er wieder geschrien, den Polizisten angespuckt und gekratzt, sei dann aber freiwillig zum Auto gegangen und eingestiegen.

Hier ordne er sich gut in den Tagesablauf ein, wenn man ihn

nicht berühre. Er reagiere auf Gesten und Zeichensprache. Am nächsten Tag sei ein anderer Polizist gekommen und habe ihn fotografiert, um anhand des Fotos in der Kneipe zu fragen, ob ihn jemand kennt. Doch es habe niemand etwas über dieses Kind gewusst.

Ich ging auf Max zu und sprach ihn an. Er brabbelte unverständliche Worte. Ich gab Yvonne, der Praktikantin, einen Termin für ihn. Sie solle ihn zu mir bringen. „Ne, ne, ne“, protestierte sie. „Der fasst mich doch nicht an, und dann rennt der weg, und ich bin wieder schuld!“

„Versuche es bitte mal, ohne ihn zu berühren“, bat ich sie. „Zeige ihm, dass er dir folgen soll. Das wird schon klappen“, beruhigte ich sie. Und es klappte. Ich sah sie beide kommen. Yvonne vorneweg und Max drei Schritte dahinter. Sie schob ihn zu mir ins Zimmer und verschwand. Er brüllte laut, denn sie hatte ihn ja am Rücken berührt.

Als sie nicht mehr zu sehen war, hörte er schlagartig auf zu schreien. Wie bei Miri versuchte ich, ihn mit Gesten und Zeichensprache aufzufordern, sich alles anzuschauen und auch auszuprobieren. Er war neugierig, nahm vieles in die Hand und probierte, wie man damit spielt. Ich stellte ihm einen Teller mit Keksen hin, die er auf der Stelle verschlang. Dann öffnete ich eine Tüte Gummibären, schüttete sie in eine Dose und stellte sie vor ihn hin. So viele, wie er greifen konnte, landeten in seinem Mund. Er zeigte das typische Verhalten von Kindern, die Mangel erlitten hatten, sowohl emotional als auch physisch. Er war ein sehr zierlicher Junge mit wachen Augen, mit denen er seine Umgebung stets gut beobachtete.

Ich ließ Max spielen und essen, hielt mich völlig zurück. Er brabbelte viel in seiner Sprache. Ich hatte das Gefühl, dass er sich bei mir wohlfühlte. Als Yvonne kam, war er sichtlich erschrocken. Ich zeigte ihm ein Bestellkärtchen mit seinen nächsten Terminen, und er schien zu begreifen. Er trottete hinter

Yvonne her.

Was hatte dieses Kind Schlimmes erlebt, dass es sich nicht berühren ließ? Ich hoffte, es herauszufinden. Die nächsten vier Therapiestunden verliefen ähnlich. Ich wollte sein Vertrauen gewinnen. Bei einer Tasse warmem Kakao und Keksen strahlten seine Augen. Danach suchte er stets die Büchse mit Gummibären, die ich immer wieder auffüllen musste.

In einer weiteren Stunde legte ich Stifte und Papier vor Max und setzte mich ihm gegenüber ebenso mit Stiften und Papier. Ich begann zu malen: Eine Sonne, Wolken, eine Blumenwiese. Dann begann auch Max. Er malte einen schwarzen großen Mann, einen etwas kleineren weißen Mann, eine weiße Frau, einen kleinen schwarzen Jungen und ein noch viel kleineres schwarzes Mädchen. Er malte differenzierter, als ich es von einem Fünfjährigen erwartet hätte. War das seine Familie? Ich malte eine Frau auf meine Wiese und zeigte auf mich, dann auf den Jungen auf seinem Bild und dann auf ihn. Ich sah ihm an, dass er verstand, was ich meinte. Er antwortete aber nur in langen Monologen seiner Sprache.

Ich setzte mich jetzt oft zu ihm auf den Boden, wenn er spielte, und versuchte, mich in sein Spiel zu integrieren. Er ließ es zu. Dabei kam es häufiger zu flüchtigen Berührungen, die er ohne Geschrei hinnahm. In der zwölften Therapiestunde versuchten wir, aus Legosteinen eine Burg zu bauen. Ich sollte das Dach aufsetzen, das mir immer wieder abfiel. „Mann, du musst hier richtig draufdrücken“, rief Max in einwandfreiem Deutsch. Ich erstarrte. Mir blieb fast die Luft weg. „Du sprichst Deutsch?“, flüsterte ich. „Ja, was denn sonst“ bekam ich zur Antwort. „Schon immer?“, fragte ich, was sicher ziemlich dumm war. Er lachte. „Ja, schon immer.“ Er sprach völlig akzentfrei. „Und die andere Sprache?“

„Das ist Andamonisch“ bekam ich zur Antwort. „Wo spricht man andamonisch?“

„Na in Andamonien!"

„So ein Land gibt es nicht!", parierte ich. „Na, du musst es ja wissen", grinste er. Dann baute sich dieses kleine Kerlchen vor mir auf und sagte: „Wehe, du verrätst einem Menschen, dass ich Deutsch spreche. Du hast Schweigepflicht. Wenn du es tust, verlierst du deinen Job. Ich warne dich!" Die Situation war so komisch, dass ich schmunzeln musste. Was wusste dieser kleine Knopf von Schweigepflicht? Was bezweckte er damit, dass niemand wissen sollte, welche Sprache er spricht?

„Max, wo kommst du her?", fragte ich ihn. „Ich kann mich an nichts erinnern. Ich weiß gar nichts. Ich kann mich erst ab da wieder an Dinge erinnern, als ich unter der Bank mit dem blöden Schrubber vorgezogen wurde" lautete seine Antwort. „Du weißt nicht, wo du herkommst, nicht, wer deine Eltern sind, nicht, wie du unter die Kneipenbank gekommen bist?", fragte ich. „Nein, nichts weiß ich, alles raus aus meinem Kopf. Und nun lass uns spielen!"

„Aber dass Deutsch deine Muttersprache ist, weißt du schon. Offenbar bist du in Deutschland aufgewachsen." Max zuckte nur mit den Schultern. „Denk an deine Schweigepflicht", setzte er noch einmal nach. Als draußen die Tür klappte und er annahm, dass es Yvonne sei, sprach er wieder „andamonisch". Er ließ mich völlig ratlos zurück. Was sollte ich tun? Ja, die Schweigepflicht galt auch für das, was Kinder erzählten. Man durfte sie nur dann durchbrechen, wenn Gefahr für das Kind oder für andere Menschen bestand. Befand sich Max in Gefahr durch sein Verhalten?

Wenn ich ihn verriet, würde man vielleicht seine Eltern finden und ihn zurückbringen. Genau das wollte er aber offenbar nicht. Darin sah er eine Gefahr. Er hatte seine Muttersprache verleugnet, um nicht in diese Gefahr zu geraten und hielt dies nun schon mehrere Monate durch! Wenn die Eltern eine Vermisstenmeldung gemacht hatten, werde die Polizei kaum in

Flüchtlingsheimen nach einem deutschen Kind suchen. Er muss Helfer gehabt haben, vermutete ich. Das kann sich ein Fünfjähriger nicht allein ausdenken!

Selbst wenn er vielleicht schon etwas älter sei, was ich annahm, brauchte er Hilfe, um so einen Plan auszuhecken. Vielleicht wurde er zu Hause misshandelt und ließ sich deshalb nicht berühren? Der Helfer musste ihn auch über meine Schweigepflicht aufgeklärt haben. Wahrscheinlich bestand noch Kontakt. Ich beschloss, erst einmal meine Schweigepflicht einzuhalten, denn Max war nicht in akuter Gefahr.

Ich sprach mit Frau Lorentz am Telefon darüber, ob sie wisse, ob Max eventuell misshandelt wurde. Vielleicht hatte sie Narben beobachtet. Nein, Max hätte sich noch nie nackt gezeigt. Er dusche nur mit verriegelter Badtür. Sie hätten das respektiert, um ihm Sicherheit zu vermitteln und das sirenenartige Geschrei nicht aushalten zu müssen. Er sei aber in letzter Zeit viel lockerer geworden, würde nicht mehr bei jeder kleinsten Berührung ausrasten. Darüber seien sie sehr froh.

Zur nächsten Stunde kam Max fröhlich rein. „Du hast offenbar nichts gesagt, das ist gut“, begrüßte er mich. „Max, ich mache dir ein Angebot“, erwiderte ich. „Ich sage nichts, und du schreist im Heim nicht gleich bei jeder Berührung. Du schreist nur, wenn dir einer weh tun will. Wäre das in Ordnung?“ „Kleine Erpressung, was?“, Max grinste. „Aber ist gut. Dann sehen sie deine Therapieerfolge!“ Ein ausgebuffter kleiner Kerl! „Hat dir jemand schon mal sehr weh getan?“, fragte ich. „Im Heim nicht. Sonst habe ich ja alles vergessen“ kam als Antwort.

In vielen Spielstunden versuchte ich, etwas aus seiner Vergangenheit zu ermitteln, doch er blieb bei seinem totalen Gedächtnisverlust, den ich ihm nicht abnahm. Ich bot ihm an, Tabletten zu besorgen, die das Gedächtnis wieder aktivieren. „Niemals nehme ich die!“ kam als Antwort. Bei echtem Gedächtnisverlust würde jeder gern zur Pille greifen, wenn es denn eine geben würde!

In der 23. Stunde bereitete ich alles vor, um mit Max im Zimmer eine Höhle zu bauen. Viele Decken und Kissen legte ich bereit und stellte Stühle auf. Max war von der Idee begeistert. Sobald Yvonne weg war, redete er immer viel, denn nur bei mir konnte er deutsch sprechen. Er plapperte und plapperte. „Ja, eine Höhle, eine Höhle!“, rief er und begann gleich mit dem Bau. Als sie so richtig gemütlich aussah, stellte ich noch ein kleines Lämpchen, die Kekse und die Gummibärchen rein. Dann schlug ich vor, dass wir uns jeder mit einem Plüschtier im Arm gemütlich hinlegen und ich dann eine Geschichte erzähle. Dabei ließ ich leise Entspannungsmusik laufen.

Ich begann:

„Es war einmal ein kleiner Junge. Der hatte Eltern und zwei Geschwister. Sein großer Bruder war elf Jahre älter als er und hatte eine weiße Hautfarbe, wie seine Mama. Der Bruder hatte auch einen Papa mit weißer Hautfarbe gehabt, doch der war vor vielen Jahren gestorben. Die Mama hatte dann einen Mann mit schwarzer Hautfarbe geheiratet. Er war der Vater von dem kleinen Jungen und seiner kleinen Schwester. Der Vater war ganz nett gewesen, als der Junge noch sehr klein war. Dann verlor er seine Arbeit und fing an, täglich Alkohol zu trinken. Die Mama war darüber sehr traurig, denn nun hatte die Familie sehr wenig Geld und oft nichts zum Essen. Wenn sich die Mama beschwerte, wurde der Papa laut. Er fluchte und warf mit Gegenständen.

Später fing er an, die Kinder zu verprügeln. Wenn die Mama dazwischengehen wollte, bekam sie auch Schläge. Nur die kleine Schwester schlug er nicht. Es wurde immer schlimmer. Der große Bruder bat die Mama, mit ihnen ins Frauenhaus zu gehen. Doch sie hatte nicht den Mut dazu. Fast jeden Abend holte der Vater die Jungen aus dem Bett und verprügelte sie.

Da hatte der große Bruder eine Idee. Er schlug dem Kleinen vor zu fliehen. ‚Ich werde nächste Woche 18 Jahre alt', sagte er, ‚dann kann ich gehen, wohin ich will. Ich haue hier ab, und für dich habe ich einen Plan. Es gibt zurzeit viele Kinder aus Afrika, die ohne Eltern hier ankommen. Die bringt man in ein Heim, wo es ihnen gut geht. Du siehst aus, als kämst du aus Afrika. Du darfst nur kein Deutsch sprechen! Ich organisiere Geld, damit fahren wir weit weg von hier, und du lässt dich als Flüchtlingskind aufgreifen. Ich rede mit Mama, die darf uns nicht als vermisst melden. Alles muss passieren, bevor du zur Schule kommst, sonst suchen dich die Behörden.'

Der Junge war sehr, sehr aufgeregt. Ob er das schaffen würde? Und Mama nie wiedersehen? War das gut? Doch je öfter ihn der Vater schlug, je mehr sehnte er sich danach wegzukommen. Der große Bruder übte oft mit ihm, wie eine Fremdsprache klingt. Eines Tages sagte er dann zu ihm: ‚Ich habe jetzt genug Geld, morgen hauen wir ab, sobald Papa aus dem Haus ist. Mama weiß Bescheid. Sie wird Papa sagen, dass ich dich mitgenommen habe, damit zwei Esser weniger zu versorgen sind. Das wird funktionieren.'

Und so gingen die beiden Jungen am nächsten Tag zum Bahnhof. Mama hatte sie noch einmal gedrückt und ihnen Stullen und etwas zum Trinken mitgegeben. Der große Bruder kaufte Fahrkarten und sagte, dass sie jetzt viele Stunden Bahn fahren werden.

Der Junge war noch nie weggefahren. Das war sehr aufregend für ihn. Während der langen Zugfahrt schlief er ein paarmal ein. Als der Bruder sagte, jetzt müssen sie aussteigen, war es schon dunkel. Sie gingen durch fremde, beleuchtete Straßen. ‚Ich suche jetzt eine günstige Stelle, wo du dich verstecken kannst und gefunden wirst', sagte der große Bruder. Dem Jungen klopfte das Herz bis zum Hals! ‚Denk daran, von jetzt ab kein Wort Deutsch mehr! Du weißt nichts mehr von früher', wurde er noch einmal ermahnt.

Dann sahen sie einen Pulk Männer vor einer Kneipe. Der große Bruder schob den kleinen hinter ihnen hinein. Sie blickten sich um. Eine Eckbank war leer. ‚Krauch da unter', flüsterte der Bruder ihm ins Ohr. Blitzschnell tat der Kleine das. Niemand hatte das in dem Gewimmel der Männer bemerkt. Sein Bruder verließ die Kneipe. Auf die Eckbank setzten sich Männer, die laut erzählten. Es roch nach Bier und Schnaps. Der Junge presste sich hinten an die Wand und schlief ein. Als er wieder wach wurde, sah er einen Schrubber."

Während ich erzählte, schloss Max die Augen. Ich sah, wie Tränen über sein Gesicht liefen. „Aber ganz so war es auch nicht", schluchzte er. „Und außerdem ist mein Bruder schon 20!" Ich strich ihm über die Haare, und er ließ es geschehen. Dann drehte er sich weg und sein Shirt rutschte etwas hoch. Ich sah viele Narben auf seinem Rücken. So blieb er liegen, bis Yvonne kam. Bevor er aufstand, flüsterte er: „Denk an deine Schweigepflicht!"

Im Heim war man mit ihm sehr zufrieden. Er schrie nicht mehr und schlug nicht mehr um sich. Während der Therapiestunden sprachen wir nicht mehr über die Höhlengeschichte. Ich fragte ihn nur einmal, ob er noch Kontakt zu seinem großen Bruder hätte. Er nickte. Manchmal würde dieser am Zaun des Spielplatzes stehen. Aber das sei selten. Er habe Arbeit und lebe in einer WG.

Dann fragte ich Max, was er sich für seine Zukunft wünsche. Er wünschte sich, in eine nette Pflegefamilie zu kommen, offiziell Deutsch zu lernen und eingeschult zu werden. Andere Kinder seien auch schon oft von Pflegeeltern ausgesucht worden. Ich sprach Yvonne an, ob sie nicht den Kindern, die noch nicht zur Schule gehen, Deutschunterricht erteilen könnte. „Ich bin doch keine Lehrerin!", erwiderte sie empört. „Nimm dir fünf von den jüngeren Kindern und arbeite pro Tag eine Stunde mit ihnen. Versuche es doch wenigstens“, ermunterte ich sie. Sie ließ sich tatsächlich darauf ein. „Mann, der Max ist ja gut“, schwärmte sie mir das nächste Mal vor. „Der lernt ja so schnell! Komm, Max, sag mal guten Tag!“

„G u t en T a g“, sagte Max und dehnte dabei die Wörter. „W i e g e h t es d i r ?“, setzte er noch nach. „Prima, Max“, lobte ich. Als Yvonne fort war, strahlte er. „Das mache ich gut, nicht wahr? Nun werde ich ganz schnell Deutsch lernen.“

Es ging Max gut. Das Heim war mit ihm zufrieden. Wir führten die Konsultationen jetzt in größeren Abständen durch. Nach ein paar Wochen kam Max strahlend zu mir. „Ich bekomme Pflegeltern! Ich war schon ein Wochenende bei ihnen. Sie sind ganz nett. Eine kleine Schwester werde ich auch haben. Sie hat auch dunkle Haut, nur nicht ganz so dunkel wie meine. Sie ist drei Jahre! Die Mutti ist ganz schwarz und der Vater weiß“, sprudelte Max hervor. „Im Herbst werde ich eingeschult. Aber zu dir kann ich dann leider nicht mehr kommen. Wir müssten zwei Stunden mit dem Auto fahren.“

„Wirst du ihnen die Wahrheit erzählen?“, fragte ich. „Nein, auf keinen Fall! Und du hast Schweigepflicht!“, protestierte er. „Ist ja gut“, beruhigte ich ihn. „Dann mach vor der Schule aber noch einen Deutschkurs.“ Er grinste. „Sagst du mir, wie alt du wirklich bist?“, fragte ich ihn, als wir uns verabschiedeten. „Nächsten Monat werde ich acht Jahre.“

„Und wie ist dein richtiger Name?“

„Pit - aber Max ist viel schöner!“

„Was machst du, wenn es dir dort nicht gefällt?“

„Schreien, hauen, beißen! Dann bringen sie mich zurück! Aber das wird nicht geschehen!“ Ich wünschte es ihm sehr.

Der Flüchtlingsjunge Max wird eine neue Heimat finden. Ja, in meinen Augen ist er ein Flüchtlingskind, wenn auch nicht nach den Buchstaben der deutschen Gesetze. Er ist geflohen vor seinem unbarmherzig prügelnden Vater und vor seiner

Mutter, die ihn nicht ausreichend schützte. Er ist für ein besseres Leben vor seinen Eltern geflohen.

Und er hat hart darum gekämpft – mit einem für ein Kind seines Alters verstörenden Einsatz von Selbstverleugnung, Verleugnung seiner Herkunft und Verleugnung seiner Muttersprache. Es war *sein* Lösungsversuch. Ob er aufgeht, ist eine andere Frage.

Tschüss, Max, ich werde dich nie vergessen!

Karim - In Deutschland geboren, nach Deutschland geflohen - die tragische Geschichte eines afghanischen Kindes

Ich durfte dann noch einen Jungen aus dem „Heim für unbegleitete Flüchtlingskinder“ kennenlernen: Karim, zehn Jahre, aus Afghanistan.

Man bat mich, mir diesen Jungen anzuschauen, da er unter extremen Stimmungsschwankungen leide. Heftige Wutausbrüche und tiefe Traurigkeit würden sich im Tagesverlauf mehrfach abwechseln. Das mache das Leben mit ihm sehr schwierig. Mir wurde noch mitgeteilt, dass er sehr gut deutsch spreche, aber nicht lesen und schreiben könne. Er habe niemals eine Schule besucht.

Als Karim zu mir ins Therapiezimmer trat, hatte er beide Hände tief in seinen Jackentaschen vergraben. Ich sah an der Bewegung des Stoffes, dass er vermutlich die Fäuste laufend öffnete und schloss. Der ganze Junge wirkte extrem angespannt.

Ich hielt ihm meine Hand zur Begrüßung hin, doch er reagierte nicht. Ich stellte mich vor und fragte ihn, ob er wisse, weshalb er bei mir sei. Er schüttelte den Kopf. Ich erklärte ihm, dass ich gehört hätte, dass er sehr unter starken Gefühlsausbrüchen leide, oft sehr wütend und dann wieder sehr traurig sei. Das sei doch für ihn sicher schwer auszuhalten. Ich würde ihm gern helfen, mit den Gefühlen besser umzugehen.

Er nahm die Hände aus den Taschen, fuchtelte wild mit ihnen in der Luft herum, trampelte mit den Füßen auf den Boden und schrie heraus: „Ja, ich bin wütend und traurig, sehr wütend und sehr traurig!“ Dann fing er an, mit den Fäusten auf meinen Tisch zu schlagen, dabei rief er „Ja, ja, ja!“. Dann schlug er mit den Fäusten gegen seinen Kopf, wieder und wieder. Ich hielt ihm ein Kissen hin und sagte: „Schlag darauf." Er sackte plötzlich in sich zusammen, legte sich auf den Fußboden, rollte sich ein wie ein Fötus im Mutterleib und weinte herzzerreißend. Ich hockte mich zu ihm und streichelte über seinen Rücken.

Er weinte circa 20 Minuten, dann schluchzte er nur noch. Ich stellte ihm etwas zu trinken, Kekse und Gummibärchen auf den Tisch. Das nahm er an. Ich setzte mich zu ihm und bat ihn, mir zu erzählen, was ihn so traurig macht. „Das habe ich schon so oft erzählt, alle wollen es wissen, doch es ändert nichts", sagte er. „Ich kann dir nicht versprechen, dass ich es ändern kann, denn ich kenne ja dein Problem noch nicht, aber ich will es bestimmt probieren. Vielen Kindern habe ich schon geholfen, sich besser zu fühlen", erwiderte ich.

Er ging in die Ecke meines Raumes. Dort lag eine Matte. Er legte sich darauf und versuchte zu erzählen. Schon nach wenigen Worten fing er wieder heftig an zu weinen. Dann sprang er auf und schlug mit den Fäusten gegen die Wand. Ich ergriff seine Fäuste und hielt sie fest umklammert. Ich spürte seine Kraft, doch ich konnte ihn halten. Ich erklärte ihm, dass sich in meinem Raum niemand weh tun darf. „Du darfst Wut haben", sagte ich, „doch dann schlag auf das Kissen." Er sackte wieder in sich zusammen und weinte.

Ein wenig von seiner Geschichte erfuhr ich dann doch noch von ihm. Während der nächsten drei Konsultationen erzählte er weiter, immer begleitet von Wein- und Wutattacken. Er hielt sich aber an meine Bitte, immer auf das Kissen zu schlagen.

Ich fragte die Leiterin Frau Lorentz, ob es nicht besser sei, ihn auf eine kinderpsychiatrische Station einweisen zu lassen. Sie hatte das auch erwogen, doch das Amt hatte die Kostenzusage nicht gegeben. Erst müsse eine ambulante Therapie scheitern.

Nachdem ich Karims Geschichte gehört hatte, verstand ich, warum er wütend und traurig war. Und das erzählte er mir sinngemäß:

„Ich wurde in Berlin geboren. Ich habe lange Zeit nicht wahrgenommen, dass meine Eltern keine Deutschen sind. Es ging mir gut. Wir hatten eine hübsche kleine Wohnung. Ich ging in den Kindergarten. Mama arbeitete in einem Haus mit alten Menschen. Ab und zu durfte ich mit. Dort waren alle sehr lieb zu mir. Papa arbeitete in der Küche von einem großen Hotel. Wenn meine Eltern frei hatten, gingen wir in den Park oder in den Zoo. Im Kindergarten hatte ich viele Freunde. Es war schön dort. Wir haben zu Hause nur Deutsch gesprochen. Ab und zu sagte Papa was in einer anderen Sprache. Mama sagte dann immer: „Sprich deutsch, denk an den Jungen, der wächst unter Deutschen auf. Das muss er sprechen."

Dann stand meine Einschulung bevor. Wir waren im Kindergarten alle sehr aufgeregt und haben uns darauf gefreut. Mama kaufte mir eine Schultasche und eine Zuckertüte. Sie erzählte mir, dass sie als Kind solche Sachen nie gehabt hätte und so froh sei, sie mir kaufen zu können. Dann war das Abschlussfest im Kindergarten. Mama hatte danach Urlaub, und wir gingen jeden Tag in den Park.

Eines Tages, als wir heimkamen, nahm Mama einen Brief aus dem Briefkasten und wurde ganz blass. Sie rief sofort Papa an, und er kam heim, obwohl er noch gar nicht Dienstschluss hatte. Er nahm Mama in die Arme, und beide weinten. ‚Was ist bloß los?', fragte ich immer wieder. ‚Wir müssen weg', sagte Papa. ‚Wie weg?', fragte ich. ‚Nach Hause', sagte er. Ich verstand gar nichts. Wir waren doch zu Hause. Mama schluchzte: ‚Und das nach zehn Jahren!'

Papa nahm mich auf den Schoß und erklärte mir: ‚Übermorgen werden wir nach Afghanistan ausgeflogen.'

‚Aber bis zur Einschulung muss ich wieder zu Hause sein!', rief ich aus. ‚Nein', sagte Papa, ‚du wirst nicht eingeschult.' Ich heulte dann mit Mama um die Wette. ‚Wer sagt das? Wer will das?‘, rief ich immer wieder. Doch ich bekam keine Antwort.

Wie ich den nächsten Tag verbracht habe, weiß ich nicht mehr. Doch dann stand ein Auto vor der Tür, das uns zum Flughafen brachte. Meine neue Schulmappe und die Zuckertüte blieben zurück. Wir hatten zwei Koffer. Von meinen vielen Stofftieren durfte ich nur eins aussuchen. Ich nahm mein Äffchen mit. Im Flugzeug war ich sehr aufgeregt, denn ich war noch nie geflogen. Mama und Papa schwiegen fast die ganze Zeit. Ich konnte mir immer noch nicht vorstellen, nie mehr zurückzukommen.

Wir flogen viele Stunden. Dann stiegen wir in einen ziemlich alten Bus. Er schüttelte uns hin und her. Mir wurde übel, Mama auch. Am Abend schliefen wir mit vielen Leuten in einem Raum auf Matten. Das ging noch einmal zwei oder drei Tage so. Genau weiß ich es nicht mehr. Mama sagte, wir fahren zu Opa. Das klang gut, denn einige meiner Freunde wurden ab und zu von einem Opa oder einer Oma abgeholt. Die waren immer sehr nett. Ich wusste gar nicht, dass ich auch einen Opa hatte. Doch als wir bei ihm ankamen, war ich enttäuscht.

Er wohnte in einer alten, kaputten Hütte. Ich sah noch andere solcher Hütten in einiger Entfernung stehen. Opa hatte keine Zähne im Mund, strubblige Haare und schmutzige Sachen an. Er beachtete mich nicht. Er sprach mit meinen Eltern in einer mir unbekannten Sprache und nicht gerade freundlich. In seiner Hütte sollten wir jetzt mit ihm wohnen. Es gab kein fließendes Wasser, keine Toilette und nur Matten mit löcherigen Decken auf der Erde. Ich sehnte mich nach meinem Bett in Berlin.

Opa gab uns nur wenig von seinem Essen ab, und das schmeckte mir auch nicht. Jeden Morgen ging Papa ganz früh los, um Arbeit zu suchen. Mama machte erst einmal alles sauber. Ich saß nur rum und weinte viel. Dann kam Papa nach Hause und sagte, dass Mama und ich jetzt Arbeit hätten.

Wir mussten aufstehen, wenn es noch ganz dunkel war, tranken einen Tee und liefen dann mehr als eine Stunde zu einer großen Baracke. Dort bekamen wir eine Karre, die voll beladen war mit Obst und Gemüse. Die war so schwer, dass Mama sie ohne meine Hilfe nicht hätte schieben können. Damit sollten wir zum Markt fahren. Wir benötigten für diesen Weg noch einmal mehr als eine Stunde. Auf dem Markt sollten wir alles verkaufen.

Dort traf ich andere Kinder. Wir krabbelten unter den Marktständen durch und sammelten auf, was heruntergefallen war. Das aßen wir auf. Das gab oft Ärger und auch Schläge, aber wir wurden satt, und es war auch lustig. Von den Kindern lernte ich die Sprache verstehen. Mama hatte nichts dagegen, dass ich auf dem Markt herumtobte. Wenn der Karren leer war, durften wir gehen. Aber oft schaffte es Mama nicht, alles zu verkaufen. Dann wurde an der Baracke abgewogen, was noch drauf war und das von ihrem Lohn abgezogen.

Dort vor Ort kauften wir Essen zum Abendbrot ein. Mama kochte und dann durfte Opa essen. Wenn er satt war, durften wir essen. Oft ließ er nur wenig übrig. Das war gemein, denn wir hatten doch dafür gearbeitet, waren die langen Wege gegangen. Papa sagte, Opa sei der Älteste, deshalb sei das in Ordnung. Ich fragte Mama, was Opa denn gegessen hatte, als wir noch in Berlin waren. Sie erzählte mir, dass Papa ihm immer Geld geschickt hatte. Opa sei so ärgerlich, weil es das nun nicht mehr gab. Ich fragte Mama, wo ihre Eltern sind. Doch sie wusste es nicht. Sie erzählte mir, dass der Papa sie schon geheiratet hatte, als sie zehn Jahre alt war. Er hat sie mitgenommen zu der Hütte, in der wir jetzt wohnten. Sie waren damals viele Tage unterwegs.

Sie habe nie wieder etwas von ihren Eltern gehört. Papa hatte es abgelehnt, sie zu besuchen.

Als sie 25 Jahre alt war, sind sie nach Deutschland gegangen.

Das war ein großes Glück! Vier Jahre später wurde ich geboren. Mama tat mir sehr leid, weil sie ihre Eltern nie wiedergesehen hat. Doch sie meinte, es würde vielen Mädchen so gehen. Sie hätte mit Papa großes Glück gehabt. Er sei ein lieber Mann.

Dann starb Opa. Ich war nicht traurig. Ich hatte ihn nicht gemocht. Mama war auch nicht traurig. Wir hatten jetzt mehr zum Essen. Auf unseren langen Wegen brachte Mama mir die Zahlen und das Rechnen bei. Das hat mir Spaß gemacht. So verging die Zeit, und ich dachte immer weniger an Berlin zurück.

Als ich gerade zehn geworden war, kam Papa nach Hause und sagte: ‚Übermorgen wirst du abgeholt. Du fliegst nach Berlin. Das ist deine Chance!' Mama schaute genauso erschrocken wie ich. ‚Ich habe doch gar keinen Schlüssel zu unserer Wohnung!' sagte ich. Doch Papa meinte, ich solle nicht dumm reden, da würden längst andere Leute drin wohnen. ‚Aber wo soll ich denn hin, und warum kommt ihr nicht mit?', rief ich entsetzt aus. Mama fing an zu weinen, doch Papa rief, sie solle ja ruhig sein. Das sei nur zu meinem Besten. Hier würde ich verkümmern. Ich heulte mit Mama zusammen. Papa schlug die Tür zu und ging weg.

Am nächsten Tag ging ich wieder mit Mama auf den Markt. ‚Wer soll dir denn helfen, wenn ich weg bin?', fragte ich sie. Doch sie zuckte nur mit den Schultern. An dem Tag spielte ich nicht mit den Kindern. Ich saß traurig neben unserem Karren und starrte vor mich hin. Mama verscheuchte die Kinder. Ich war todtraurig.

In der Nacht schlief ich nicht. Papa kam zu mir, holte mich von der Matte und sagte, dass ich erwartet werde. Draußen stand ein Mann, den ich nicht kannte. Der zerrte mich in ein Auto. Ich konnte nicht einmal mehr Mama drücken!

Wir fuhren den ganzen Tag. Wenn ich austreten musste, hielt

er an und hielt mich bei meinem Geschäft am Nacken fest, damit ich nicht fortlief. Er sprach nicht mit mir. Am Abend gab er mir etwas zum Essen und wir schliefen wieder in stickigen Räumen mit vielen Menschen auf Matten. Das ging drei Tage so. Ich hatte aufgehört zu weinen, denn ich hatte keine Tränen mehr. Dann brachte der Mann mir neue Sachen zum Anziehen. Zuvor wusch und kämmte er mich. Wir gingen zum Flughafen und flogen nach Deutschland.

Ich dachte, wir fliegen nach Berlin. Aber das war nicht so. Heute weiß ich, dass wir in München landeten. Der Mann legte bei der Kontrolle Pässe vor. Wir wurden durchgewunken. Dann sollte ich mich in einer riesigen Flughafenhalle hinsetzen und warten. Der Mann ging weg und kam nicht wieder. Ich saß lange da, dann fing ich an zu heulen. Es kamen Polizisten und befragten mich danach, wer ich sei und wo ich herkomme. Ich sagte die Wahrheit, doch sie glaubten mir nicht. Ein Junge mit dem Namen sei nicht in dem Flugzeug gewesen. Sie nahmen mich dann mit zu noch mehr Polizisten, denen musste ich das immer wieder erzählen. Dann schlief ich auf einer Liege ein. Am nächsten Tag sagte man mir, sie hätten alles überprüft und es stimme, dass ich vor vier Jahren mit den Eltern ausgewiesen worden sei. Mich hätte jetzt wohl ein Schlepper hergebracht und ausgesetzt. Das sei eine strafbare Handlung. Ich dachte, sie bringen mich deshalb ins Gefängnis. Sie setzten mich aber in ein Auto und fuhren mich zu einem Heim.

Dort musste ich alles noch einmal erzählen. Ich wurde immer wütender. ‚Ich will nach Hause nach Berlin!', schrie ich. Sie lachten mich aus. Dann kam ich wieder in ein Auto. Das fuhr mindestens drei Stunden. Aber ich war wieder nicht in Berlin. Ich kam hier in das Heim.

Wenn ich schon nicht bei meinen Eltern bleiben durfte, warum kann ich denn nicht zu meinen Berliner Freunden?"

Karims Geschichte berührte mich sehr. Ich konnte seine Wut

und seine Traurigkeit gut verstehen. Er war nun schon seit sechs Wochen in dem Heim und wusste nicht, wie es in seinem Leben weitergehen werde. Ich sprach mit Frau Lorentz darüber. Ich wollte wissen, welche Perspektive der Junge hatte. Genau wusste sie das auch nicht. Wenn man die Eltern ausfindig machen würde, müsste es wohl eine Rückführung geben. Der Junge könne aber nicht sagen, wie das Dorf heißt, wo sie leben. Er wusste nur, dass die Hütte irgendwo in den Bergen stand. Es sei ja auch fraglich, ob sich die Eltern noch dort aufhielten. Eine Telefonnummer gab es nicht. Der Junge sagte, es hätte dort keiner ein Telefon. Offenbar hatte der Vater einen Schlepper organisiert, um seinem Sohn eine bessere Zukunft zu verschaffen. Das war eigentlich sehr teuer. Der Junge beschrieb das Leben dort in Armut. Das passte nicht zusammen.

Ich war mir mit Frau Lorentz einig, dass der Junge erst einmal hier eine Perspektive brauche. Die sollte darin bestehen, dass er in eine Schule ginge. Das hätte aber nur Sinn, wenn er ausgeglichener würde. In seinem Zustand war er für keinen Lehrer zumutbar. Und in welche Klasse schickte man ihn? Er konnte weder lesen noch schreiben, war aber für eine erste Klasse zu alt. In sogenannten Übergangsklassen waren Kinder, die die deutsche Sprache lernen sollten. Doch die beherrschte er ja gut. Wir wollten beide nachdenken.

In der nächsten Therapiestunde erläuterte ich Karim, dass er in eine Schule gehen dürfe, wenn er lerne, seine Gefühle besser zu kontrollieren, so dass die Kinder keine Angst vor ihm bekommen. „Ich will nach Berlin zu meinen Freunden in die Schule“ war seine Antwort. Ich erklärte ihm, dass diese Kindergartenfreunde nun schon in der fünften Klasse lernen, dass sie sich sicher freuen, wenn sie ihn erkennen, dann aber wieder ihren Interessen nachgehen. Sie gehen in Sportclubs oder in die Musikschule nach dem Unterricht. Er wäre nur enttäuscht. Außerdem müsste noch ein passender Heimplatz in der Nähe gefunden werden. Das sei nicht einfach. Karim schluckte. Er kannte ja nicht einmal den Namen der Straße, in der sie gewohnt hatten.

Wieder traten Wut- und Weinanfälle auf. Dann aber erklärte er sich bereit, mit mir an der Beherrschung dieser Anfälle zu arbeiten. Dazu benötigten wir etwa sechs Wochen. Er lernte es zu erkennen, wenn Wut und Traurigkeit sich in ihm aufbauten. Wir übten, wie er gegensteuern könne. Er verstand allmählich, dass er ein Recht hatte, wütend und traurig zu sein, aber dabei weder sich selbst noch andere Menschen schädigen durfte. Das Heim ermöglichte ihm, an einem Probetraining Judo teilzunehmen. Er war begeistert. Am liebsten hätte er jeden Tag trainiert. Der Sport tat ihm gut.

Da wir keine andere Möglichkeit fanden, durfte Karim dann in einer Übergangsklasse zur Schule gehen. Die Kinder lernten deutsch, aber gleichzeitig auch die Wörter buchstabieren und lesen. In der Klasse saßen Kinder im Alter von acht bis sechzehn Jahren. Da Karim deutsch sprach, bewunderten ihn die anderen Kinder, und er genoss es. Es kam in der Schule zu keinen heftigen Gefühlsausbrüchen. Ich lobte ihn dafür.

„Trotzdem will ich zu meinen Eltern, sollen sie mich doch wieder abschieben“, sagte er. „Was meinst du, wie dein Vater reagiert, wenn du wieder zu Hause auftauchst?“, fragte ich ihn. Karim zögerte lange mit der Antwort. „Ich hoffe, er freut sich“, kam dann. „Was meinst du, warum dein Vater seinen einzigen Sohn einem Schlepper anvertraut hat?“, fragte ich weiter. Jetzt schossen Karim Tränen in die Augen. „Weine ruhig, aber versuche, eine Antwort zu finden“, ermunterte ich ihn. Er schluchzte heftig, brachte dann aber mit tränenerstickter Stimme heraus, dass der Vater wohl wollte, dass es ihm besser geht. „Ja, davon bin ich überzeugt, und er wird dafür viel Geld bezahlt haben“, sagte ich. „Mein Vater hat kein Geld!“, protestierte Karim. „Dann wird er ein Leben lang abzahlen müssen“, schlussfolgerte ich.

„Wenn du die Chance hast, Karim, mach einen Schulabschluss, lerne einen Beruf und spare dann Geld. Dann kannst du nach Afghanistan fliegen, die Eltern besuchen und sie mit Geld unterstützen, so wie es dein Vater mit Opa gemacht hat“, versuchte ich, ihm eine Perspektive aufzuzeigen. Da leuchteten seine Augen. „Ja, das mache ich, ich werde sie schon finden“, sagte er. Ich war mir zwar nicht so sicher, dass das alles klappen kann, doch das behielt ich für mich.

Karim hatte erst einmal ein Ziel, war ruhiger geworden und stellte keine Gefahr mehr für die anderen Kinder dar. Ich hoffte für ihn, dass er bleiben darf und sein Ziel erreicht. Nach Abschluss der Übergangsklasse kam er in die reguläre vierte Klasse. Er ging weiterhin mit viel Begeisterung zum Judo.

In den Therapiestunden sprachen wir viel über sein bisheriges Leben. Er erinnerte sich an schöne und auch an traurige Erlebnisse aus der Zeit in Berlin und aus seinem Leben in Afghanistan. Es tat ihm gut, sie mit mir durchzusprechen und noch einmal die Gefühle, die damit in Verbindung standen, zu durchleben. Nach 45 Stunden konnte ich die Therapie mit gutem Gewissen beenden.

Marvin - Vernachlässigt, verwahrlost, geliebt: Habe ich richtig gehandelt?

In meinem Bestellbuch stand ein neuer Patient: Marvin, fünf Jahre, mit seiner Mutter. Ich betrat das Wartezimmer und sah eine junge Frau, auffällig mit einem roten Lederanzug bekleidet. Dazu trug sie schwarze Stiefel. Lange, glatte Haare fielen ihr bis zur Hüfte. Sie blätterte in einer bunten Zeitung. Neben ihr auf dem Stuhl saß ein Junge, der eindrucksmäßig wie ein Dreijähriger wirkte. Er hatte hellblonde, bis auf die Schultern fallende Locken, die ihm ein feminines Aussehen gaben. Er starrte in eine Ecke des Raumes. Seine Füße wippten unaufhörlich. Ich bat beide in mein Sprechzimmer. Der Junge ließ sich nur widerstrebend von der Mutter hineinziehen. Er setzte sich und starrte wieder in eine Ecke des Zimmers und wippte mit den Beinen. Die Mutter schaute auf ihre langen und auffällig lackierten Fingernägel.

Ich frage sie, weshalb sie gekommen sei. Sie holte tief Luft und sagte: „Weisen sie ihn ein, bringen sie ihn in einem psychiatrischen Heim unter. Der ist nicht richtig im Kopf.“ Mit so einem Anliegen kam noch niemand zu mir. Ich war entsetzt, schaute auf das Kind, das gar nicht reagierte. Ich versuchte, so ruhig wie möglich der Mutter zu erklären, dass das so nicht gehe. Sie müsse mir schon erst einmal sagen, was denn so auffällig an ihrem Kind sei. Ich werde dann das Kind untersuchen und wenn nötig, einen Therapieplan aufstellen. Für Heimeinweisungen sei ich nicht zuständig. Sie sprang erregt auf: „Wissen Sie, wie lange ich auf einen Termin bei Ihnen gewartet habe? Ich nehme den nicht wieder mit.“ Sie würdigte ihr Kind dabei keines Blickes. Auch der Junge veränderte seine abweisende Blickrichtung nicht.

Ich bat sie, sich wieder zu setzen und mir in Ruhe zu erklären, was an diesem Kind so auffällig sei. Sie berichtete dann, dass er nur nerve, er würde ununterbrochen reden oder dumme Lieder trällern. Er halte nie seinen Mund. Nachts nässe er ins Bett ein. Er reiße Tapete von den Wänden und bemale die Wände, wenn er einen Stift in die Hände bekomme. Sie ertrage das alles nicht mehr. Sie könne nachts nicht schlafen, weil er nur Randale mache.

Ich befragte sie nach ihren Lebensumständen und erfuhr, dass sie alleinerziehend ist. Der Vater kümmere sich nicht. Er habe noch drei Kinder mit drei anderen Frauen. Sie arbeite in einem Kosmetikstudio. Marvin habe einen Platz in einer Kindertagesstätte. Oft sei er aber nicht dort. Sie verschlafe, weil er nachts so viel Krach mache. Dann schaffe sie es nicht mehr, ihn pünktlich hinzubringen. Er bleibe dann allein zu Hause. Eine Nachbarin schaue ab und zu nach ihm. Doch jetzt könne und wolle sie nicht mehr. Auf meine Frage, warum sie sich nicht an das Jugendamt gewandt habe, bekam ich zur Antwort: „Weil er in die Psychiatrie gehört und nicht in ein Kinderheim."

Während der ganzen Zeit sagte der Junge keinen Mucks. Ich bat die Mutter, eine Weile im Wartezimmer Platz zu nehmen, weil ich mich mit Marvin bekannt machen wollte. Sie stand sofort auf und ging hinaus.

Jetzt schaute mich der Junge zum ersten Mal an. Er wirkte kleinkindhaft. Ich bot ihm einen Schokoladenriegel an, den er sofort gierig verschlang. Als ich eine Kiste mit Legosteinen holte, rutschte er vom Stuhl und begann damit zu hantieren. Es machte ihm ganz offensichtlich Spaß. Ich fragte ihn, ob er auch solche Steine zu Hause hätte. Er verneinte. Er habe kein Spielzeug. Ich zählte dann Dinge auf, die Kinder in dem Alter normalerweise besitzen: Teddys, Autos, Märchenbücher et cetera. Er schüttelte immer nur den Kopf. Ich fragte ihn dann nach Freunden in der Kindertagesstätte. Er zuckte mit den Schultern:

„War lange nicht da."

Nach einer halben Stunde wollte ich die Mutter wieder hineinbitten, um einen neuen Termin auszumachen. Ich wollte Marvin genauer diagnostizieren. Vergeblich. Die Mutter war nicht mehr anwesend! Ich hoffte, sie sei nur mal kurz hinausgegangen und würde gleich wiederkommen. Deshalb ließ ich die Tür zum Wartezimmer offen und spielte weiter mit Marvin. Er schaute mich an und sagte ganz ruhig: „Die ist weg. Die kommt nicht wieder. Die will mich nicht. Ich bleibe jetzt bei dir." Dann spielte er weiter.

Ich war schockiert. Zum Glück war der Junge der letzte Patient an diesem Tag. Ich wählte die Telefonnummer der Mutter, doch sie nahm nicht ab. Als nach einer weiteren Stunde, in der Marvin fröhlich spielte und schon mein ganzes Spielzeug hervorgekramt und durcheinandergebracht hatte, es noch immer kein Lebenszeichen der Mutter gab, war mir klar, dass ich jetzt das Jugendamt oder den Kindernotdienst informieren müsste. Doch irgendetwas hielt mich davon ab.

„Ich habe Hunger." Marvins Bedürfnisse unterbrachen meine Überlegungen. „Dann komm mit", sagte ich, nahm ihn an die Hand, und wir fuhren zu mir nach Hause. Marvin fand das offenbar völlig in Ordnung. Ich machte Abendbrot, und er stellte bedauernd fest, dass es bei mir kein Spielzeug gab. Das stimmte, denn meine Kinder waren schon erwachsen und ausgezogen. Da kam mir die Idee, meine wesentlich jüngere Cousine anzurufen, die ganz in meiner Nähe wohnte. Sie hatte zwei Mädchen im Alter von neun und sechs Jahren. Die Familie hatte sich ein drittes Kind gewünscht, doch eine Fehlgeburt hatte den Wunsch vereitelt. Ich bat sie, mal kurz vorbeizuschauen, und schilderte ihr den Sachverhalt.

Marvin und meine Cousine verstanden sich sofort. Als sie ihm anbot, bei ihr zu übernachten und zuvor noch mit ihren Kindern zu spielen, willigte er freudig ein. Er ging mit, als würden sie sich schon lange kennen. Ich beschloss, zu der Adresse zu fahren, die die Mutter mir angegeben hatte. Ihr Name stand an der Tür, doch niemand öffnete. Ich steckte ihr einen Zettel in den Briefkasten mit der Information, wo sich Marvin befand, und forderte sie auf, mich umgehend anzurufen. Nachts um 23 Uhr klingelte das Telefon. Offenbar ziemlich angetrunken, lallte sie, dass ich doch wüsste, dass sie das Kind nicht zurückhaben wollte. Ich könnte es behalten. Mit Mühe und Not bekam ich heraus, in welcher Tagesstätte Marvin angemeldet war.

Am nächsten Morgen ging ich in aller Frühe zu meiner Cousine. Marvin saß fröhlich zwischen ihren Kindern am Frühstückstisch. Sie erzählte mir, dass es keine Probleme mit ihm gegeben hätte. In der Nacht hätte er eingenässt, doch sie hatte schon Vorsorge getroffen. Ihre Kinder machten sich auf den Weg zur Schule, und wir beschlossen, Marvin in die Tagesstätte zu bringen.

Dort wurde er freudig begrüßt. „Dich haben wir ja lange nicht gesehen!“, rief die Erzieherin. Die Kinder umringten ihn zutraulich. „Holt ihr mich wieder ab?“, fragte Marvin, nun doch deutlich verängstigt. Ich wusste, dass wir das nicht durften, denn den Erziehern war nicht erlaubt, ihn uns ohne Vollmacht der Mutter herausgeben. Wir versprachen ihm, die Situation zu klären, doch er spürte unsere Unsicherheit und fing furchtbar an zu weinen.

Wir sprachen dann mit der Leiterin der Einrichtung und schilderten, wie Marvin zu uns gekommen war. Sie informierte uns, dass der Junge wochenlang nicht anwesend war. Auch davor sei er nur sehr unregelmäßig gebracht worden, hatte nie vernünftiges Essen mit und bockte, wenn die Mutter kam, um ihn abzuholen. Die Mutter habe oft nach Alkohol gerochen.

Ich nahm mir vor, die Nachmittagssprechstunde abzusagen. Meine Cousine war zu dem Zeitpunkt nicht berufstätig. Wir fuhren am Nachmittag zu Marvins Mutter. Als diese uns die Tür öffnete, erschrak sie deutlich bei unserem Anblick, ließ uns aber rein. Im Zimmer saß eine ähnlich auffällig gekleidete Frau. Auf dem Tisch stand Wein. „Ich nehme Marvin nicht zurück“ war gleich wieder von ihr zu hören. Ich erklärte ihr, dass der Junge kein Fall für eine psychiatrische Klinik sei. Wenn sie sich weigere, sich vernünftig um ihn zu kümmern, müsse er in ein Heim oder eine Pflegefamilie. Das müsse das Jugendamt klären. Meine Cousine erklärte sich spontan bereit, Marvin bis zur Klärung zu betreuen, wenn sie eine Vollmacht bekomme und Bekleidung zum Wechseln. Sofort holte die Mutter eine Tasche, warf wahllos ein paar Bekleidungsstücke hinein und schrieb die Vollmacht. Wir ließen uns dann noch zeigen, wo Marvins Bett war. Die Mutter öffnete eine Kammer ohne Fenster, darin stand ein Gitterbett, wie es Säuglinge haben. Die Wand war beschmiert, die Tapete hing in Fetzen herab. Das war alles.

Wir sagten der Mutter, dass wir zum Jugendamt gehen werden und dass sie das auch tun müsse. Dann holten wir Marvin ab. Er war sichtlich erleichtert, als er uns sah. Er fuhr wieder mit zu meiner Cousine. Am nächsten Tag wollten wir zum Jugendamt gehen.

Am Abend kam mein Mann von einer Dienstreise nach Hause, und ich erzählte ihm die ganze Geschichte. „Was wollt ihr denn beim Jugendamt erreichen?“, fragte er mich. „Du hättest gleich den Kindernotdienst einschalten müssen. So werden die Jugendamtsmitarbeiter den Jungen abholen, und er kommt in ein Übergangsheim. Ihr hättet euch viel Mühe erspart, und der Junge hätte nicht die Hoffnung gehabt, jetzt bleiben zu dürfen.“ Er hatte Recht. Ich hatte einen Fehler gemacht und meine Cousine mit hineingezogen.

Ich rief meine Cousine am späten Abend an. Beide konnten wir auf die Frage, was wir beim Jugendamt erreichen wollten, keine Antwort geben. Am nächsten Morgen rief sie an und sagte, sie habe mit ihrem Mann beschlossen, dass Marvin so lange bei uns bleiben kann, bis das Amt eine passende Familiengruppe gefunden habe. Er müsse nicht in ein Übergangsheim.

In meiner Mittagspause fuhren wir zum Jugendamt. Nach eineinhalb Stunden Wartezeit musste ich zurück in die Praxis. Meine Cousine wartete weitere zwei Stunden. Dann nahm eine Mitarbeiterin den Fall auf. Sie registrierte beruhigt, dass die Mutter eine Betreuungsvollmacht ausgestellt hatte. Meine Cousine müsste jetzt warten, bis die Mutter selbst auf dem Amt vorspreche, denn gegen sie läge ja nichts vor. Sie müsse kommen und begründen, warum sie das Kind nicht mehr betreuen könne. Ich schnappte nach Luft! Gegen die Mutter, die ihr Kind in meiner Praxis gelassen hatte, lag nichts vor? Das konnte nicht wahr sein!

Ich rief wieder und wieder bei der Mutter an, doch sie nahm nicht ab. Ich fuhr zu ihr, doch sie öffnete nicht. Ich schrieb ihr, dass sie sich umgehend beim Jugendamt melden müsse.

Wir warteten vier Wochen. Immer wieder versuchte ich, beim Jugendamt etwas zu erfahren, doch nie war ein Mitarbeiter, der wusste, wovon ich sprach, zu erreichen. Ich wurde vertröstet, man würde zurückrufen. Nichts geschah! Mir tat die Zeit leid, mich dort stundenlang ins Wartezimmer zu setzen, doch die Situation musste geklärt werden. Der Junge hatte keine Krankenversicherungskarte, kaum passende Garderobe - so konnte es nicht weitergehen.

Ich beriet mich mit einem Anwalt. Auf seinen Rat hin machte ich bei der Polizei eine Anzeige gegen die Mutter wegen Kindesvernachlässigung. Plötzlich ging alles ganz schnell. Eine Polizistin und eine Jugendamtsmitarbeiterin klingelten noch am selben Abend an meiner Tür und wollten Marvin sehen. Ich erklärte noch einmal den Fall, und wir fuhren zu meiner Cousine. Marvin war schon im Schlafanzug. „Wir nehmen ihn jetzt mit“, sagte die Polizistin und griff nach Marvins Arm. Der Junge fing fürchterlich an zu schreien. Der Mann meiner Cousine und ihre Kinder kamen ins Zimmer gestürmt und stellten sich vor Marvin. „Der Junge bleibt hier“, sagte meine Cousine sehr bestimmt. „Ich habe eine Vollmacht der Mutter, und dieser ist das Erziehungsrecht bisher nicht abgesprochen worden. Klären Sie das alles mit der Mutter, dann kommen Sie wieder. Tun Sie endlich etwas, der Junge braucht eine sichere Umgebung.“

Die beiden Beamten gingen, und Marvin saß zitternd und heulend in einer Ecke. Die beiden Mädchen streichelten und trösteten ihn. „Ich will nicht weg, ich bleib für immer hier!“, schrie er und kroch dann unter den Tisch.

An dem Abend fuhr ich mit einem ganz schlechten Gewissen nach Hause. Was hatte ich nur angestellt!

Meine Cousine kam am nächsten Tag zu mir. Sie hätte mit ihrem Mann die ganze Nacht diskutiert, alles „Für und Wider“ abgewogen. Sie werden Marvin behalten. Sie wollen dem Kind nicht noch einen Wechsel ins Ungewisse zumuten. Er hätte schon so viel durchgemacht. Sie werde wieder anfangen zu arbeiten, um die Kosten stemmen zu können. Sie wollten immer drei Kinder, nun hätten sie drei.

Meine Cousine ging noch in derselben Woche zum Jugendamt und beantragte die Pflegschaft. Aufgrund meiner Anzeige bei der Polizei war die Mutter inzwischen angeschrieben worden, aber immer noch nicht erschienen. Meine Cousine wurde aufgeklärt, dass sie umfassende Hausbesuche bei ihr machen und mit allen Familienmitgliedern reden werden, um die Befähigung für diese Pflegschaft zu prüfen. Ihr Mann und sie müssen polizeiliche Führungszeugnisse bringen und Kurse für Pflegeeltern besuchen. Sie war mit allem einverstanden. Ich nehme einmal vorweg: das ganze Prozedere dauerte sechs Monate, bis sie einen Pflegeausweis erhielten, und nochmals eineinhalb Jahre, bis sie Marvin adoptieren durften.

Vom Jugendamt erfuhren sie, dass die Mutter schon während der Schwangerschaft mit Marvin alkohol- und drogensüchtig war. Der Vater sei Epileptiker und vorzeitig berentet. Er habe noch drei Kinder. Von ihm sei kein Unterhalt zu erwarten. Die Mutter wurde zu einer kleinen Zahlung verpflichtet, kam aber ihren Verpflichtungen nie nach. Bis zur Adoption erhielt die Familie vom Jugendamt eine Unterhaltszahlung. Sie mussten vierteljährlich Entwicklungsberichte schreiben und Pläne einreichen, wie sie Marvin aktiv fördern wollen. Dabei half ich ihnen.

Marvin kam regelmäßig zu mir in die Praxis. Meine Cousine berichtete mir, welche Auffälligkeiten sich mehr und mehr zeigten, je vertrauter ihm die Menschen wurden. So schlief er beispielsweise nie die Nacht in seinem Bett durch. Sie lasen ihm am Abend, wenn er im Bett lag, Geschichten vor, und er schlief ein. Irgendwann in der Nacht zog er mit Kopfkissen und Bettdecke um. Sie fanden ihn dann früh unter einem Tisch, oder im Flur, manchmal auch im Bad auf dem Fußboden. Das erschwerte das Erlernen der nächtlichen Sauberkeit, denn er musste nun wieder Windeln tragen, damit nicht alle Teppiche ruiniert wurden. Gegen die Windeln sträubte er sich massiv. Jeden Abend gab es deshalb großes Geschrei.

Ein weiterer Kritikpunkt war seine mangelhafte Verlässlichkeit. Einem Versprechen von ihm konnte niemand vertrauen. Das führte zu vielen Zänkereien mit den Mädchen der Familie. Die Bitte, nicht an deren Schränke zu gehen, ignorierte er fast täglich. Sie beschwerten sich bei den Eltern, diese stellten Marvin zur Rede, worauf er in die Küche rannte, eine Kelle holte und schrie: „Schlagt mich doch!“ Es dauerte sehr lange, bis er begriff, dass ihn niemand schlug. Die größere Fürsorge, die speziell meine Cousine ihm geben musste, um seine Defizite wenigstens etwas auszugleichen, führte zu Eifersucht der

Töchter. Zwischen den drei Kindern herrschte bald ein angespanntes Klima.

In den Therapiestunden versuchte ich, mit Marvin an diesen Problemen zu arbeiten. Immer, wenn ich dachte, wir hätten einen ganz kleinen Fortschritt erzielt, zeigte mir die familiäre Realität, dass das nicht der Fall war. Ich arbeitete auch mit den Eltern und den Geschwistern. Alle waren ehrlich bemüht, erarbeitete Verhaltensweisen umzusetzen. Doch die Mädchen waren weniger geduldig.

„Hat ja keinen Zweck mit dem! Warum ist er nicht dankbar, dass er bei uns sein kann? Er könnte doch einfach mal machen, was man ihm sagt, dann ist doch alles gut!" So beschwerten sie sich über ihn.

Doch genau das konnte Marvin nicht. Durch die erhebliche Vernachlässigung in früher Kindheit und die Schädigung seiner Nerven durch die Sucht der Mutter während der Schwangerschaft war er dazu auf lange Sicht nicht in der Lage. Er hatte keine Liebe empfangen und nicht gelernt, etwas für einen Menschen zu tun, den man liebt. Da seine Bedürfnisse völlig missachtet worden waren, war er nun nur auf die Befriedigung seiner Bedürfnisse fixiert. Die der anderen Menschen interessierten nicht. Ein über viele Jahre dauernder Lernprozess war nötig, um dieses Verhalten zu korrigieren. Ganz würde es nie korrigierbar sein. Dieses Verbrechen hatte seine Mutter an ihm begangen.

Mir kam oft der Gedanke, dass es falsch gewesen war, dass er in diese Familie gekommen war. Wäre eine kinderlose Familie besser gewesen, wo er ungeteilte Liebe und Aufmerksamkeit bekommen hätte? Doch meine Cousine beruhigte mich. „Wir schaffen das", meinte sie. „Wäre er durch das Jugendamt in eine Pflegefamilie gekommen, so wären dort noch mehr Kinder gewesen. Er muss lernen, im normalen Alltag klarzukommen."

Der nächste Meilenstein war seine Einschulung. Ich wollte ihn zurückstellen lassen, weil er noch so viele Entwicklungsdefizite hatte. Durch die regelmäßige Ernährung war er gewachsen und hatte zugenommen. Seine sprachlichen Fähigkeiten waren gut entwickelt. Sein Denkvermögen war altersgerecht. Ungenügend waren jedoch sein Konzentrationsvermögen, seine allgemeine Belastbarkeit und seine sozialen Fähigkeiten. Die Kita unterstützte einen Rückstellungsantrag. Doch der Direktor der Schule sah das anders. Er unterhielt sich mit dem Jungen zehn Minuten, ließ ihn Farben und kleine Mengen erkennen und einen Menschen zeichnen. Da er das alles konnte, wurde er für schulfähig erklärt. Ich ahnte, dass große Probleme auf die Familie zukommen würden. Und so war es auch.

Es fiel dem Jungen sehr schwer, still zu sitzen und das zu machen, was die Lehrerin sagte. Er hielt oft die Pausenzeiten nicht ein, lief noch auf dem Schulhof herum, wenn alle schon wieder in der Klasse saßen. Täglich verbummelte er Schulmaterialien, vergaß den Turnbeutel, kam ohne Mütze und Schal nach Hause … Vom Schulhort gab es Klagen, weil er sich nicht einordnete, hinlief, wo es ihm gerade gefiel. Er war kein freches oder aggressives Kind. Er war unzuverlässig, unkonzentriert, handelte oft unüberlegt und auf Außenreize bezogen. Nach dem ersten Halbjahr der zweiten Klasse wurde er in die erste Klasse zurückgestuft. Wie viel Ärger und Kummer hätte man ihm und der Familie ersparen können, hätte man ihn von der Einschulung zurückgestellt! Er hätte auch nicht alle Defizite überwunden, doch er hätte eine Zeit zur Nachreifung gehabt. Das hätte ihm gutgetan.

Marvin lernte inzwischen in der neunten Klasse. Da es sein zehntes Schuljahr war, würde er die Schule danach verlassen. Er war sich noch völlig unschlüssig, was er mal werden möchte. Seine Eltern unterstützten und förderten ihn, wo sie nur konnten. Die Schwestern hatten sich völlig von ihm distanziert.

Sie redeten kaum mit ihm, schlossen ihre Zimmer ab, wenn sie das Haus verließen und warfen den Eltern vor, ihn adoptiert zu haben.

Marvin kam noch regelmäßig zu mir in die Praxis und redete offen über alle Probleme.

Vor einigen Monaten war seine leibliche Mutter sein Hauptthema. Er wollte sie unbedingt kennenlernen, hatte keinerlei Erinnerung an sie. Ich erzählte ihm, wie es damals war. Mehr wusste ich nicht. Er ging dann selbst zum Jugendamt und bat um Auskünfte. Er erfuhr, dass sie wegen Beschaffungskriminalität ein paar Monate im Gefängnis war, einen Entzug in einer Klinik gemacht und noch ein Kind bekommen hatte. Tagelang recherchierte er im Internet. Dann wusste er, wo sie wohnte. Er wollte sie unbedingt besuchen. Ich bot ihm an mitzugehen. Doch das wollte er nicht.

Nach ein paar Tagen kam er wieder zu mir und schwärmte davon, wie toll doch seine Mutter sei. Sie hätte sich so gefreut, ihn zu sehen! Er fuhr noch zweimal hin, dann sprach er nicht mehr von ihr. Auf meine Nachfrage hin erzählte er mir, dass sie bei seinem letzten Besuch betrunken war. Seine Halbschwester bekam er nicht zu sehen. Sie lebte beim Vater. Das Thema „Mutter“ war für ihn abgeschlossen. Meine Cousine atmete auf.

Marvins Eltern bemühten sich intensiv, für ihn eine passende Lehrstelle zu finden. Sei Engagement hielt sich dabei aber sehr in Grenzen.

Marc - Ein Jugendlicher mit Bauchschmerzen, die von seiner Angst „konstruiert“ wurden

Der 14-jährige Marc wurde von seinem Vater bei mir angemeldet, weil er so häufig in der Schule fehlt. Er käme vor Bauchschmerzen früh nicht aus dem Bett. Die medizinische Diagnostik habe keine Ursache für die Schmerzen aufdecken können. Er krümme sich vor Schmerzen, bleibe dann im Bett und schlafe noch viele Stunden, oft bis zum Nachmittag. Erst dann seien die Schmerzen abgeklungen.

Am Wochenende habe er diese Schmerzen nie. Deshalb hege er jetzt den Verdacht, dass der Junge ihm etwas vormache. Der Vater sei in großer Angst, der Junge könne in der Schule versagen.

Auf Nachfrage berichtete der Vater, dass er mit dem Jungen allein in einem Haus wohne. Sie leben in einem kleinen Ort. Von seiner Frau habe er sich vor vier Jahren getrennt. Die Mutter des Jungen zog dann in eine Stadt. Der Junge sehe sie alle vier Wochen. In der Zeit vor der Trennung habe der Junge ein sehr enges Verhältnis zur Mutter gehabt. Die Mutter war wohl seine wichtigste Bezugsperson. Es gab auch noch einen Großvater, den er sehr liebte. Der aber sei schon vor fünf Jahren gestorben. Die Mutter sei zu einem neuen Partner gezogen, den Marc ablehnte. Deshalb habe er sich entschieden, beim Vater zu bleiben.

Marc sei ganz normal aufgewachsen. Er hatte viele Freunde. Mit sieben Jahren wurde er eingeschult und zeigte durchschnittliche Leistungen, ohne viel dafür tun zu müssen. In der siebten Klasse fingen die Probleme an. Durch seine ständigen Bauchschmerzen fehlte er immer häufiger. Er verlor den Anschluss und wurde immer schlechter in der Schule. Freunde hätte er jetzt auch nicht mehr, jedenfalls käme niemand mehr zu ihm nach Hause.

In der nächsten Stunde lernte ich den Jungen kennen. Er kam allein. Marc wirkte wesentlich älter, war sehr groß und etwas dünn geraten.

Als Erstes äußerte er seine Empörung über die Zweifel des Vaters an seiner Symptomatik. Er leide wirklich unter so ekelhaften Schmerzen, die er keinem Menschen wünschen würde.

Ich versicherte ihm, dass ich ihm glaube. Er war deutlich erleichtert. Mit meinem Vorschlag, nach Gründen zu suchen, warum diese Schmerzen auftreten, obwohl er doch körperlich gesund sei, war er einverstanden.

Wir unterhielten uns in den nächsten zwei Stunden über sein Leben, über das er bereitwillig Auskunft gab. Gern hätte er wieder so viele Freunde wie früher, aber seitdem er sich plötzlich so verändert habe, hätten sie oft über ihn gelacht. Da sei er sehr unsicher geworden. Einmal spielten sie ihm bei einem Ausflug einen Streich und versteckten sich. Er stand allein im Wald und fand nicht den Weg zurück. Das hat ihn sehr geängstigt. Alle amüsierten sich über ihn, was er völlig daneben fand.

Später fingen Mitschüler an, ihn zu verspotten, wenn er im Unterricht etwas Falsches sagte. Deshalb traute er sich immer weniger, überhaupt etwas zu sagen. Er sei sehr traurig über die ganze Entwicklung und wisse nicht, warum das alles so gekommen sei.

Traurig sei er auch, weil er die Mutter nur alle vier Wochen sehe. Sie interessiere sich stets für seine schulischen Leistungen und äußere immer wieder den Wunsch, ihr Junge möge doch später einmal studieren. Marc schäme sich in solchen Situationen und täusche darum der Mutter bessere Zensuren vor.

Schlechte Noten seien natürlich auch zu Hause ein ständiges Thema. Der Vater werfe ihm Faulheit vor. Ständig ermahne er

ihn, sich mehr mit seinen Schulbüchern zu befassen. Hatte er mal wieder eine schlechte Note erhalten, rede der Vater manchmal zwei Tage kein Wort mit ihm.
Bereitwillig absolvierte der Junge einige Leistungstests. Seine intellektuelle Leistungsfähigkeit war normgerecht. Es gab aber Hinweise auf eine leichte Lese-Rechtschreib-Schwäche. Das Wahrnehmungstempo war verzögert.

Ich zeigte Marc sein Leistungsprofil und erklärte ihm, dass er an den Normabweichungen, die es aufwies, nicht schuld sei. Jeder Mensch habe Stärken und Schwächen, die ihn in seiner Entwicklung mal mehr und mal weniger beeinflussen. Er wisse ja, dass es einige Kinder gibt, die sportlich sind, denen im Sportunterricht alles leichtfällt, während andere Kinder trotz großer Mühen nur bescheidene sportliche Leistungen erzielen. Dennoch seien auch sie liebenswerte Kinder, die auf anderen Gebieten ihre Stärken haben. Marc stimmte meinen Ausführungen nachdrücklich zu.

Später führte ich ihn dann dahin, seine eigenen Stärken erkennen und benennen zu können. In einem nächsten Schritt sollte er sich bewusst machen, dass er nur deshalb leistungsmäßig so abgerutscht war, weil er so oft fehlte. Und er fehlte, weil ihn die Schmerzen zwangen, zu Hause zu bleiben.

Und warum hatte er solche Schmerzen?

Es war schwierig für ihn – aber nach einigen Therapiestunden akzeptierte er, dass es Angst vor Versagen war, die der unbewusste, von seinem Willen unabhängige „Konstrukteur" seiner Schmerzen war. Die Schmerzen rechtfertigten, seiner Angst nachzugeben und sich vor Leistungsüberprüfungen zu drücken. Diese Einsicht war wichtig, weil nun die Schmerzen einen Zugang hatten: Kann die Angst reduziert werden, sollten die Schmerzen zurückgehen. Und die Hauptrolle im Kampf gegen die Angst musste schließlich er selbst übernehmen.

Wir schlossen nun kleine Verträge ab. So verpflichtete sich

Marc, jede Klassenarbeit beziehungsweise jede Leistungskontrolle, die er durch seine Schmerzsymptomatik versäumte, sofort nachzuholen. Parallel dazu führte ich ihn in tiefer Entspannung mithilfe von Vorstellungsbildern in schulische Situationen, die bei ihm stets Angst ausgelöst hatten, und ließ ihn diese Situationen in der Vorstellung angemessen bewältigen.

Die Schmerzen überfielen ihn tatsächlich jetzt immer seltener. Als er dann nur noch einmal wöchentlich in der Schule fehlte, waren wir beide schon sehr zufrieden. Leider ging den Eltern die positive Entwicklung zu langsam voran. Immer wieder setzten sie den Jungen unter Druck, akzeptierten nicht, dass seine real gegebenen Schwächen nicht so einfach zu überwinden waren.

Ich versuchte in langen Gesprächen, den Vater davon zu überzeugen, dass ein Realschulabschluss für Marc angemessener wäre, statt ein Abitur „zu verlangen". Es gelang mir nicht. Auch die Mutter nahm einmal an einem solchen Gespräch teil. Ich erlebte sie als einen Menschen, der, freundlich gesagt, überaus von sich und seiner Meinung überzeugt war. „Der Junge hat Leistungen zu bringen, basta! Der kann, wenn er will."

Da ich beide Elternteile nicht überzeugen konnte, ihren therapiegefährdenden Leistungsdruck zu reduzieren, machte ich mir Sorgen um die psychische Entwicklung des Jungen. Ich arbeitete in den verbleibenden Stunden daran, seine soziale Kompetenz zu stärken. Das Trainingsziel bestand darin, seine Freunde zurückzugewinnen und die Freizeit, die ihm blieb, mit Jugendlichen zu verbringen. Marc setzte vieles gut um, war jetzt wieder häufiger mit Klassenkameraden unterwegs und wirkte viel gelöster.

Doch auch hier beeinflusste das Verhalten des Vaters die Therapie negativ. Er beschnitt seine Freizeit, damit er noch mehr lernen und in der Schule bessere Leistungen erzielen konnte …

Als wir nach eineinhalb Jahren die Therapie beendeten, konnte Marc einen Zensuren-Durchschnitt von Drei vorweisen. Er war zufrieden. Ich auch. Die Eltern nicht. Er sollte schließlich Abitur machen, so das unverrückbare Ziel.

Ich hörte dann lange nichts von ihm. Als er in der elften Klasse war, rief er mich an(!) und bat um ein Gespräch. Er wirke auf mich sehr depressiv. In der Schule komme er nicht mehr klar, erzählte er mir. Er habe keine Freude mehr am Leben. Oft sitze er in der Schule und stelle sich vor, die Lehrer abzuschießen. Er schäme sich für solche furchtbaren Gedanken, aber sie kämen immer wieder. Auf den Unterricht könne er sich nicht mehr konzentrieren.

Die Lehrer würden seine fehlende Mitarbeit bemängeln. Sie beschweren sich häufig bei dem Vater, der sich dann wieder intensiv aufregt. Es folgen in der Regel Verbote, am Computer zu spielen, wobei er sein Verbot nicht kontrollieren könne, weil er ja ewig lange auf der Arbeit im Büro rumsitzen würde. Marc solle eigentlich in dieser Zeit den Haushalt erledigen, aber dazu könne er sich nicht aufraffen. Schließlich seien die Computerspiele noch das Einzige, was ihm Spaß macht.

Da Marc noch nicht volljährig war, hätte ich für eine erneute Therapiemaßnahme die Einwilligung der Eltern gebraucht. Doch er wollte auf keinen Fall eine Kontaktaufnahme meinerseits. Wir nahmen uns viel Zeit, darüber zu beraten, wie er sein Leben in den Griff bekommen könnte. Als er ging, hatte ich ein ungutes Gefühl.

Acht Jahre später bekam ich einen Brief von Marc. Er schrieb mir, dass er mit 18 Jahren die Schule abgebrochen hatte und von zu Hause fortgegangen sei. Er sei in die Hauptstadt in eine WG gezogen und habe eine Tätigkeit als Fensterputzer angenommen. Zwei Jahre später begann er, an der Abendschule sein Abitur nachzuholen, und schloss nach drei Jahren die Schule mit der Note Drei ab. Ohne elterlichen Druck sei ihm der Bildungsgang nicht so schwer gefallen.

Im selben Jahr sei sein Vater an Krebs gestorben. Vom geerbten Geld finanzierte Marc eine Ausbildung zum Heilpraktiker. Er wollte so gern Psychotherapeut werden und so mit den Menschen arbeiten, wie ich mit ihm gearbeitet hatte. Der Junge war fest davon überzeugt, die Ausbildung erfolgreich zu beenden.

Über diesen Brief habe ich mich sehr gefreut, war ich doch lange Zeit im Zweifel gewesen, ob Marc wohl einen guten Weg für sein Leben finden würde.

Rico - 17 Jahre, süchtig

Ein 17-jähriger Jugendlicher, Rico, meldete sich allein zur Therapie an. Das ist sehr selten der Fall. Jugendliche sind meistens fest davon überzeugt, keine Therapie zu benötigen. Rico berichtete, dass er täglich zwei Schachteln Zigaretten rauche und vier Flaschen Bier trinke. Am Wochenende trinke er circa acht Flaschen pro Tag. Er wolle damit unbedingt aufhören, da es deshalb immer Ärger zu Hause gebe. Außerdem habe er nie genug Geld.

Wenn er die Zigaretten reduziere, werde er sehr unruhig. Das könne er nicht ertragen. Wenn er keinen Alkohol trinke, habe er Magenschmerzen. Er sei schon gründlich untersucht worden. Am Magen wurde nichts gefunden. Aber so könne es nicht weitergehen. Unter Alkohol werde er oft ausfallend und beleidige die Mutter. Das gebe dann auch wieder Ärger. Er wolle von den Zigaretten und dem Alkohol weg, nicht mehr so unruhig sein und keine Schmerzen mehr haben. Deshalb komme er her. Seine Mutter begrüße das sehr.

Er berichtete dann, dass er die zehnte Klasse mit der Berufsbildungsreife abgeschlossen habe. In Deutsch, Mathe und Englisch habe es nur zur Note Vier gereicht. In der achten Klasse hatte er aber in diesen Fächern noch die Note Sechs. Er habe sich also schon etwas verbessert.

Jetzt habe man ihn in ein Vorbereitungsjahr für eine Ausbildung in Bürokommunikation gesteckt, weil er keine Lehrstelle gefunden hatte. In diese Richtung wollte er niemals gehen! Er schwänze deshalb oft. Er würde gern Tischler oder Maler oder Schlosser werden. Aber keinen Beruf, wo er schreiben muss! Alle Schüler seiner Klasse trinken täglich Bier und rauchen. Es sei schwer, deshalb damit aufzuhören.

Zur nächsten Konsultation kam Ricos Mutter. Sie berichtete, dass sowohl die Schwangerschaft als auch die Entbindung des Jungen mit vielen Komplikationen verbunden war. Rico entwickelte sich als Baby verzögert. Er hat drei Schwestern. Zwei Mädchen sind älter (vier beziehungsweise drei Jahre), eine Schwester ist drei Jahre jünger. Die Schwestern würden keinerlei Probleme bereiten. Rico sei aber schon immer sehr unruhig gewesen, habe schlecht geschlafen und vor vielen Dingen Ängste entwickelt.

In der Kindertagesstätte wurde er oft als Störenfried abgestempelt. Er hatte sich auf die Schule gefreut, es traten aber von Anfang an Lernprobleme auf. Lesen und Rechtschreibung machten ihm am meisten zu schaffen. Er kann heute noch kein Buch lesen. Deshalb sei die Berufsvorbereitung, die er jetzt mache, natürlich „voll daneben". Aber es gab nichts anderes, und er sollte nicht den ganzen Tag zu Hause rumgammeln. Dann würde er noch mehr rauchen und trinken und die Wohnung verwüsten. Er sei sehr unordentlich.

Die Mutter berichtete dann weiter, dass die letzten sieben Jahre seines Lebens aus einem ständigen Hin und Her bestanden. Die Eltern hatten sich getrennt, als er zehn Jahre alt war. Er blieb mit seinen Schwestern bei der Mutter. Der Vater zog in ein anderes Dorf zu einer neuen Partnerin, die drei Kinder hatte. Ricos Mutter gab zu, dann mit vier Kindern, voller Berufstätigkeit, Haus und Garten schnell überfordert gewesen zu sein. Rico wurde immer schwieriger und entglitt ihr immer mehr. Die Schwestern beklagten sich täglich über ihn, die Lehrer schrieben laufend Einträge, und Rico selbst entfremdete sich ihr zunehmend. Er sprach kaum noch über sich, seine Sorgen, seine Freuden. Nach eineinhalb Jahren schickte seine Mutter ihn deshalb zum Vater. Sie konnte nicht mehr.

Rico zog ohne Kommentar um. Er musste auch die Schule wechseln. Die Kinder der Lebensgefährtin des Vaters lehnten ihn gleich ab. Die Lebensgefährtin selbst gab sich am Anfang Mühe, resignierte aber bald. Der Vater wollte wie ein Kumpel für Rico sein. Mit ihm rauchte er seine erste Zigarette und trank das erste Bier. Er war zu dem Zeitpunkt elfeinhalb Jahre alt. Rico ließ sich in dieser Familie bald gar nichts mehr sagen. Er kam und ging, wann immer er wollte. Oft schwänzte er die Schule und wurde beim Klauen erwischt. Als er 13 Jahre alt war, stellte die Lebenspartnerin den Vater vor die Wahl: „Er geht, oder ich gehe." So kam Rico zurück zur Mutter. Er wirkte total verwahrlost. Die Mutter arbeitete verkürzt, um sich mehr um Rico kümmern zu können. Teilweise nahm er ihre Zuwendung an, dann wieder entzog er sich ihr. Als sie merkte, dass sie bei Rico nicht viel erreichen konnte, ging sie wieder mit voller Stundenzahl arbeiten, denn es fehlte ihr auch das Geld für die große Familie. Rico rauchte zu dem Zeitpunkt täglich fünf Zigaretten. Ab und zu trank er „mit Kumpels", die älter waren als er, Bier. Ständig benötigte er Geld dafür.

Weil die Mutter Angst davor hatte, dass er wieder anfängt zu klauen, gab sie ihm etwas. Das sahen seine Schwestern nicht ein. Sie wollten dann auch Geld. Die Mutter erkrankte an Unterleibskrebs, lag lange im Krankenhaus und erhielt dann Chemotherapie und Bestrahlungen.

Rico wurde von der Familie eines Onkels aufgenommen, der in einem anderen Bundesland lebte und den er zuvor nie kennengelernt hatte. Die Familie lebte in einem Einfamilienhaus mit einer kleinen Einliegerwohnung. Die durfte Rico beziehen. Hier war er sein „eigener Herr". Die Familie sah ihn nur selten. Der Onkel versorgte ihn mit Lebensmitteln, Zigaretten und Alkohol. Er verlangte als Gegenleistung den Schulbesuch. Der klappte nicht durchgängig, da an der Schule aber laufend Kinder schwänzten, wurde nicht ernsthaft interveniert. Rico rauchte und trank jetzt jeden Abend mit älteren Jungen, die alle gern in seinem Zimmer hockten. Niemand beaufsichtigte sie, niemand interessierte sich für Rico. Als es der Mutter besser ging, holte sie ihn nach Hause zurück. Nach einem halben Jahr riss er aus und bezog wieder die kleine Wohnung beim Onkel. Das Lotterleben ging weiter.

Am Ende der neunten Klasse führten Mutter, Vater und eine Mitarbeiterin des Jugendamtes ein Gespräch über die Zukunft des Jungen. Im Ergebnis zog Rico zu Beginn der zehnten Klasse wieder zur Mutter. Er versprach, alles zu tun, um einen Schulabschluss zu erreichen, wenn er Geld für eine Schachtel Zigaretten am Tag bekäme und ab und zu für ein Bier. Die Mutter hielt sich daran, und Rico ging zur Schule und schaffte den Abschluss mit der Note Vier. Alle seine Bewerbungen für eine Berufsausbildung führten zu keinem Erfolg. Das Arbeitsamt schickte ihn zu einem Vorbereitungskurs, der nun gar nicht für ihn geeignet war. Sein Zigaretten- und Alkoholkonsum stieg. Schon in der zehnten Klasse hatte er laufend mit Bauchschmerzen zu tun. Nun verschlimmerten sie sich noch.

Ich durchdachte Ricos Lebenssituation. Sein Eintritt in diese Welt war schon problembehaftet. Sein Nervenkostüm war offenbar nicht ausgereift. Das führte zu starker Unruhe, Schlafstörungen, vermehrtem Schreien und größerer Anfälligkeit. Er war vom Anbeginn seines Lebens ein Problemkind. Als Kind zwischen drei gesunden Schwestern wurde er zum Störfaktor in der Familie. Er war das nervige Kind, das ständig irgendwelche Probleme bereitete. In der Schule merkte er schnell, dass er den Anforderungen nicht genügte. Das frustrierte ihn.

Er wusste nicht, dass er nichts dafür konnte. Rico hatte eine angeborene Lese-Rechtschreib-Schwäche, die nie mit Fördermaßnahmen behandelt worden war. Bei schlechten Noten wurde er beschimpft und aufgefordert, sich mehr anzustrengen und sich mehr zu konzentrieren. Er wollte ja, doch er wusste nicht, wie. Sein oft chaotisch anmutendes Agieren und seine Schulprobleme führten zu Liebesentzug. „Zuwendung“ gab es in

Form von Beschimpfungen, Kritik und Strafen.

Dann trennten sich die Eltern. Kinder suchen sehr oft die Schuld bei sich, wenn Eltern sich scheiden lassen. So wird es auch Rico ergangen sein, denn seinetwegen gab es ja oft Zoff. Das Familienleben war nicht harmonisch. Dann folgte das Hin und Her zwischen den Familien. Immer wenn er bei einer Familie lebte, kümmerte die andere sich nicht um ihn. So hörte er zum Beispiel zwei Jahre nichts von der Mutter und den Geschwistern, und sie wussten nichts von ihm. Wenn er dann zurückkam, war er natürlich der Störfaktor. Es bestand keinerlei Bindung. Er spürte keine Liebe. Das Hin und Her führte auch jedes Mal zum Schulwechsel.

Da er vom Vater früh an die „Drogen" Nikotin und Alkohol herangeführt worden war, zeigten sich bei ihm ziemlich schnell Anzeichen von Sucht. Kinder, die so wie er, frühkindliche nervliche Schäden aufweisen, sind suchtanfällig. Als er dann vom Onkel den Raum außerhalb der Familie bekam, fehlte ihm jeder Halt und jede Lenkung. Seine Zuwendung suchte er bei Jugendlichen, die mit ihm rauchten und tranken.

Seine Motivation, zu mir zu kommen, ergab sich aus dem dringenden Wunsch, einen Beruf seiner Wahl lernen zu können. Er erhoffte sich größere Chancen, wenn er ruhiger und konzentrierter wäre. Das wiederum erhoffte er durch Eindämmung des Drogenkonsums zu erreichen.

Ich führte mit ihm einige psychologische Tests durch. Die Ergebnisse bestätigten, dass er an einer schweren Lese-Rechtschreib-Schwäche litt. Hinzu kam eine leichte Rechenschwäche. Insgesamt lag seine intellektuelle Entwicklung im unteren Normbereich. Seine Konzentrationsfähigkeit lag weit unter der Norm für sein Alter. Es war sehr schade, dass er keine Behandlung und Förderung in den ersten Schuljahren erhalten hatte. Sein Leben hätte anders verlaufen können.

Jetzt hatten wir nur noch die Chance zur Schadensbegrenzung, und auch das war an eine langwierige Therapie gebunden, die ihm viel Kraft abverlangt. Er war euphorisch. Er wollte es schaffen.

Acht Wochen arbeitete er wirklich gut mit. Dann rief er mich an, er habe eine Lehrstelle als Schlosser in einer kleinen privaten Autoschlosserei in einer Kleinstadt erhalten. Er könne sofort anfangen. Seine Mutter miete ihm gerade in dieser Stadt eine kleine Wohnung. Er müsse deshalb die Therapie abbrechen.

Ich wünschte ihm alles Gute. Leider habe ich nie wieder etwas von ihm gehört.

Jasmin - Als Schulkind bewältigte sie einen großen Verlust im Leben

Frau B. meldete ihre dreizehnjährige Enkelin Jasmin an. Die Frau wirkte sehr alt und gebrechlich. Mit leiser Stimme und traurig wirkenden Augen berichtete sie mir, dass es ein großes Unglück in ihrer Familie gegeben habe. Bei einem Autounfall seien ihr Mann, ihr Sohn, ihre Schwiegertochter, die Enkelin Eva und der einjährige Urenkel ums Leben gekommen. Ihr Sohn habe am Steuer gesessen. Der betrunkene Fahrer eines anderen Wagens habe den Unfall verursacht.

Die Familie hatte den Mann von Frau B., der eine Blinddarmoperation hinter sich hatte, aus dem Krankenhaus abgeholt. Jasmin hielt sich zu dem Unglückszeitpunkt noch in einer Kurklinik auf. Sie leidet an Asthma. Die Eltern wollten den Opa nach Hause bringen und dann Jasmin, die am selben Tag nach Hause kam, vom Bus abholen.

Als niemand an der Haltestelle war, um sie zu empfangen, war das für Jasmin unbegreiflich. Sie hatte Angst bekommen. Sie nahm sich ein Taxi und fuhr nach Hause. Dort stand die Polizei vor der Tür. Als sie hörte, was geschehen war, habe sie geschrien und um sich geschlagen. Sie wurde in eine Klinik gebracht und ruhiggestellt. Nach drei Tagen holte sie die Oma ab. Sie lebt seitdem bei ihr. Es sei nicht leicht, mit dem Kind fertig zu werden. Sie trauere ja selbst, könne aber mit Jasmins Trauerreaktionen nicht umgehen. Jasmin pendele zwischen Heulanfällen, dem Hören überlauter Musik und aufgesetzter, affektiert anmutender Fröhlichkeit Sie weigere sich, auf den Friedhof zu gehen.

Jasmin rede kaum mit der Oma, schaue ihr nie in die Augen, zucke weg bei Berührungen, äußere Wünsche in sehr forderndem Ton und komme Bitten der Oma um Hilfe im Haushalt nur sehr selten nach. Sie schließe sich oft in ihrem Zimmer ein und höre gruselige Musik. Sie habe sich so etwas wie einen Altar aufgebaut, wo sie Bilder und Gegenstände der Verstorbenen stehen habe und Kerzen abbrenne. „Wir haben doch nur noch uns beide. Ich würde gern alles rückgängig machen. Ich muss damit leben lernen, und Jasmin muss es auch. Ich weiß nur nicht, wie ich ihr dabei helfen kann“, schluchzte die Oma.

Auf Nachfrage berichtete sie mir dann, dass Jasmin vor dem Unglück ein fröhliches, ausgeglichenes Mädchen war, das sehr an ihrer acht Jahre älteren Schwester gehangen hat. Als diese einen Freund mitbrachte, reagierte sie eifersüchtig. Als dann aber das Baby da war, besserte sich das Verhältnis. Jasmin liebte das Baby. Sie ging gern zur Schule, hatte Freundinnen, war anerkannt und lernte gut. Ihr Vater war ihr Ansprechpartner für schulische Inhalte. Mit ihm konnte sie stundenlang diskutieren.

Jasmin kam allein von der Schule aus in meine Sprechstunde. Vor mir saß ein hübsches Mädchen. Sie schaute mich erwartungsvoll an. Auf meine Frage, ob sie wisse, weshalb die Oma sie angemeldet habe, antwortete sie sehr theatralisch: „Ohne Psychotherapie werde ich nicht überleben!“ Es fiel mir schwer, nicht laut zu lachen. „Warum?“, fragte ich. „Ich habe alles verloren, was mein Leben ausgemacht hat.“ Ich schaute ihr in die Augen. „Du meinst, du hast die Menschen verloren, die dir im Leben wichtig waren. Gibt es niemanden mehr, der dir wichtig ist?“

„Nein, keinen.“

„Du hast noch eine Oma.“

„Ja, ich weiß. Aber warum musste die ganze Familie den Opa abholen? Er hätte mit dem Krankenwagen oder einem Taxi kommen können! Bestimmt hat die Oma darauf bestanden! Sie wollte immer, dass alles ‚in Familie‘ passiert. Nun ist gar keine

Familie mehr da! Ich bin so sauer auf Oma! Das kann ich ihr nicht verzeihen! Niemals! Mit ihrem Familienwahn hat sie die Familie zerstört! Sie weiß gar nicht, dass sie einen Anteil an dem Unglück hat!“ Sie lehnte sich erschöpft wirkend zurück und schloss die Augen.

Wir sagten beide eine Weile nichts. Ich warf dann behutsam ein, dass so eine Analyse nicht hilfreich sei, denn sie mache nichts ungeschehen. „Würde es dir besser gehen, wenn Oma sich schuldig fühlen würde?“

„Weiß nicht, vielleicht kann sie den Gedanken selbst nicht zulassen, ohne daran zu zerbrechen.“

„Die Überlegung ist hilfreich“, ich nickte ihr zu.

Ich bat Jasmin dann, mir etwas aus ihrem Alltag zu erzählen. Sie blühte sichtbar auf, berichtete von ihren Freundinnen, von Querelen, die sie untereinander haben, und schwärmte mir etwas von einem Jungen aus der Klasse vor, in den sie verliebt sei, der aber nichts davon wisse. Sie verbringe die meiste Zeit außer Haus. In Omas Gegenwart sei alles zu bedrückend.

Wir sprachen dann über mögliche Therapieziele. Sie wünschte sich, innerlich ruhiger zu werden. Sie möchte nicht immerzu an die Toten denken. Sie möchte das Gefühl loswerden, es selbst nicht verdient zu haben, am Leben zu sein, wenn die Familie diese Chance nicht mehr hat.

Ich griff das Wort „Chance“ auf. „Du hast die Chance zu leben, und ich will dir helfen, sie zu nutzen. Die anderen haben sie nicht mehr, und sie bekommen sie auch nicht zurück, wenn du dein Leben vertust.“ Sie sah mich erleichtert an und äußerte ihre Vorfreude auf die nächste Stunde.

Jasmin kam dann zweimal pro Woche zu mir. Sie strahlte mich jedes Mal an, wenn sie zur Tür reinkam. Ich bat sie, Fotos aus dem Leben ihrer Familie mitzubringen. Ich ließ mir zu diesen Fotos Geschichten erzählen. Währenddessen wechselte ihre Stimmung sehr schnell von fröhlichem Lachen zu heftigem

Weinen. Ich bot ihr an, Entspannungsübungen zu erlernen. Sie lernte sehr schnell, sich tief zu entspannen. In diesem Zustand erzählte ich ihr kleine Geschichten und forderte sie auf, sich dazu Bilder vorzustellen. Das gefiel ihr.

Dann übte ich mit ihr, sich einen Ort vorzustellen, an dem sie sich sicher fühlte und an dem es ihr gut ging. Sie wählte eine Wiese an einem Waldsee. Als sie das gut konnte, ermunterte ich sie, sich schöne Erlebnisse vorzustellen, die wir ihren Fotos entnommen hatten. Jetzt wurden die Personen in ihrer Vorstellung lebendig. Jasmin sollte eine Hand heben, wenn ihr das zu schmerzlich wurde. Ich führte sie dann zu ihrer Wiese am Waldsee zurück. Dort fand sie innerlich wieder Ruhe. Wir beendeten die Übung jeweils damit, dass sie sich bei den Menschen dafür bedankte, dass sie mit ihnen diese schönen Erlebnisse gehabt hatte.

Sie mochte diese „Entspannungsfilme“, wie sie sie nannte, sehr gern. Mit der Zeit kam sie immer seltener an den Punkt, an dem es ihr zu schmerzlich wurde. Sie suchte zu Hause selbst Fotos aus und bat darum, diese Situationen noch einmal in Entspannung erleben zu dürfen. Sie bezog zunehmend die Oma mit ein, Fotos auszuwählen. Ich registrierte mit Freude, dass sich die Beziehung besserte.

Zu einer Sitzung kam sie herein und verkündete (mit leicht theatralischem Gesichtsausdruck): „Ich kann nicht mehr lesen!“ Sie knallte ihren Schulrucksack neben ihren Stuhl auf die Erde und sah mich mit entsetzt aufgerissenen Augen an. Auf meine Nachfrage erzählte sie, sie hätte heute auf Zensur vorlesen sollen, doch das ging nicht! Gar nicht! Überhaupt nicht! „Konntest du die Schrift nicht erkennen? War etwas mit deinen Augen?“ Sie schluckte, schaute auf den Fußboden. „Ja, nein, aber eigentlich schon. Ich konnte gar keine Schrift mehr sehen. Aus dem Buch schauten Papa und meine Schwester. Sie überdeckten alles.“ Ich schluckte und musste erst einmal tief Luft holen.

Ich bat sie, das Buch aus dem Rucksack zu holen, aufzuschlagen und mir vorzulesen. „Sie sind wieder da, sie schauen mich an, ich kann nicht lesen!“ Sie knallte das Buch zu und warf es auf den Boden. Ich bat sie, es wieder aufzuschlagen. „Sind sie noch da?“

„Ja“. Ich sprach ganz ruhig mit ihr: „ Du weißt doch, dass sie nicht wirklich in diesem Buch sind. Sie sind in deinem Kopf, in deinen Gedanken. Dein Kopf hat die Bilder in dein Buch projiziert. Dein Kopf kann sie auch wieder entfernen. Sprich mit Papa und Tina, erkläre ihnen, dass sie jetzt stören. Du musst lesen können, weil es dafür Zensuren gibt. Die beiden haben dich lieb, sie wollen dich nicht ärgern. Sag ihnen das jetzt. Du musst nicht laut sprechen, sie sind in deinem Kopf, deshalb kannst du auch im Stillen mit ihnen reden. Schau in dein Buch und versuche es.“

Jasmin konzentrierte sich auf ihr Buch, und ich sah ihr an, dass sie im Stillen sprach. Sie atmete tief durch. „Jetzt sind sie weg! Ich kann wieder lesen!“, rief sie aus. Sie wirkte sehr erleichtert und las mir gleich ein Stückchen vor. „Das kannst du immer tun, wenn mal wieder so etwas passiert“, erklärte ich ihr. „Mach ihnen doch den Vorschlag, dich am Abend im Bett ein Weilchen mit ihnen zu unterhalten.“ Später berichtete sie mir noch von drei Vorfällen, die sie so gemeistert hatte.

In weiteren Konsultationen wirkte Jasmin auf mich gefestigter und ausgeglichener. Immer öfter standen jetzt Ereignisse aus der Schule mit Schulfreunden bei ihr im Mittelpunkt. Sie suchte Rat, wie sie sich in bestimmten Situationen verhalten sollte. Gern sprach sie auch über den Jungen, den sie so sehr mochte, der aber davon nichts wusste. Alles völlig altersgerechte Themen. Im Gespräch mit der Oma erfuhr ich, dass es auch zu Hause entspannter lief. Ihre Enkelin war nicht mehr so abweisend, erzählte auch von allein von Erlebnissen.

Wir trafen uns dann noch monatlich einmal. Als es ihr weiterhin gut ging, wurde die Therapie nach 45 Konsultationen beendet.

Jonny und Marie - Emotional vernachlässigt und misshandelt

Da sich meine Praxis ganz in der Nähe einer Kindertagesstätte befand, hatte ich öfter mit Kindern aus dieser Einrichtung zu tun. Eines Tages sprach mich die Leiterin der Kita an und bat mich, ein Geschwisterpärchen (der Junge sechs Jahre, das Mädchen fünf Jahre alt) zu untersuchen, weil es ihr große Sorgen bereite. Sie hätte versucht, dafür die Genehmigung der Eltern zu bekommen, doch diese hätten Angst, dafür bezahlen zu müssen, obwohl sie krankenversichert sind. Die Kita-Leiterin bat mich deshalb, der Mutter zu schreiben. Normalerweise mache ich so etwas nicht. Da der Leiterin die Kinder aber so sehr am Herzen lagen, ließ ich mich darauf ein.

Ich lud die Mutter zu einem kostenfreien Gespräch ein. Sie kam tatsächlich. Ich teilte ihr mit, dass sich die Leiterin große Sorgen um die Kinder mache, und fragte sie, ob sie auch Sorgen hätte. Die kleine, etwas ungepflegt wirkende Frau schaute mich mit großen Augen an und dachte ziemlich lange über meine Frage nach. „Über Jonny schon, über Marie nicht" kam dann als Antwort. Ich bat sie, mir etwas über Jonny zu erzählen. Spontan konnte sie das offenbar nicht.

Auf meine weiteren Fragen kamen spärliche Antworten. Ich konnte ihnen entnehmen, dass Jonny seit seiner Geburt schwierig war. Er kam zu früh und untergewichtig zur Welt. Die Mutter wusste nicht, in welcher Schwangerschaftswoche die Geburt stattgefunden hatte und welches Gewicht der Junge hatte. Er schrie als Baby sehr viel, schlief wenig und trank schlecht. Ab und zu hätte sie ihm Bier in die Milch geschüttet, dann schlief er besser, und sie kam auch mal zur Ruhe. Ich dachte, ich hätte mich verhört, aber sie bestätigte mir nochmals, dass sie die Babymilch mit hellem Bier vermischt hatte. Das hätte sie bei ihrer großen Tochter auch so gemacht. Die lebe aber nicht mehr zu Hause, sei vor einigen Jahren in ein Heim gekommen. Heute sei sie 15 Jahre. Sie komme zu Feiertagen zu ihnen zu Besuch.

Jonny sei ein sehr unruhiges Baby gewesen und habe laufend Fieber bekommen. Erst als er mit zwei Jahren in die Kita kam, lernte er Sprechen und Laufen. Zu Hause mache er viele Dummheiten, höre nicht hin, wenn man etwas von ihm wolle. Ihr Mann könne den Jungen gar nicht leiden, lehne ihn ab, wolle ihn möglichst aus den Augen haben. Jonny bleibe schon lange in der Kita, aber am Abend und am Wochenende sei er ja doch zu Hause.

Ihr Mann sei nicht der Vater von Jonny und Marie. Sie lebe mit ihm seit vier Jahren zusammen. Zum Vater ihrer Kinder habe sie keinen Kontakt mehr, sie wisse auch nicht, wo dieser Mann geblieben sei. Jonny und Marie glauben, dass ihr jetziger Partner der Vater sei.

Marie sei ein ganz liebes Mädchen. Sie habe kein Bier benötigt. Sie sei immer ruhig und freundlich. Sie sei „Papas" Liebling, werde von ihm verwöhnt. Ich fragte sie, ob ich Marie trotzdem untersuchen dürfe. Sie unterschrieb mir für beide Kinder die Genehmigung. Ich müsste sie mir aber selber aus der Kita holen. Sie könne sie mir nicht bringen. Sie arbeite als Reinigungskraft, habe keine freie Zeit. Ihr Partner müsse hart arbeiten, habe es nicht leicht. Er würde die Kinder auch nicht bringen.

Die Kinder müssen den Weg zur Kita allein bewältigen. Gegen 17 Uhr schließt die Kita, dann dürfen sie nach Hause kommen. Ihr Mann komme gegen 18 Uhr, sie selbst oft erst gegen 20 Uhr. Sie sei stolz, dass ihre Kinder das bewältigen.

Zum Schluss bat sie mich, ihrem Mann nicht zu erzählen, dass sie bei mir war. Er könne Psychologen nicht leiden. Da er nur der Lebensgefährte der Mutter und kein Erziehungsberechtigter war, hatte ich damit kein Problem.

Ich ging in die Kita und holte mir Jonny, um mit ihm in meine Praxis zu gehen. Ein kleiner Junge, mit sehr dünnen Ärmchen und Beinen, schaute mich aus großen Augen vertrauensvoll an. Ich hätte diesen sechsjährigen Jungen für ein vierjähriges Kind gehalten. Er kannte mich nicht, war aber sofort bereit, mit mir mitzugehen. Ich fragte ihn, wo wir seine Jacke und seine Straßenschuhe finden. Er zog mich zur Garderobe, suchte dann aber planlos zwischen den Kleidungsstücken. Bis er seine Bekleidung erkannt hatte, verging viel Zeit. Dann versuchte er, die Schuhe anzuziehen. Ich half ihm nicht gleich, denn ich wollte sehen, wie selbstständig er war. Im Alter von sechs Jahren müsste er in der Lage sein, die Kleidung schnell anzuziehen. Doch ohne meine Hilfe hätten wir wohl die 50 Minuten, die ich für dieses erste Treffen eingeplant hatte, nur dafür gebraucht.

Hand in Hand gingen wir in meine Praxis. Als Erstes stürzte sich Jonny auf die Schale mit Gummibärchen. Dann schaute er sich begeistert alle Spielsachen an. Er befühlte sie, spielte aber nicht damit. Ich fragte ihn, ob er Lust habe, einmal in der Woche hier mit mir zu spielen. Er umfasste mich mit seinen Ärmchen und drückte mich. „Gerne, gerne!“, rief er aus. Ich brachte ihn zurück und übergab ihn der Erzieherin.

Danach bat ich, mir die fünfjährige Marie zu bringen. Das Mädchen, etwas größer und wesentlich stämmiger als Jonny, kam an der Hand der Erzieherin. Sie hatte Tränen in den Augen. Die Erzieherin sagte, Marie hätte Angst. Ich ging in die Hocke auf Augenhöhe zu ihr und erzählte ihr, dass es Jonny bei mir gefallen hat. Sie ließ sich von der Erzieherin ankleiden, blieb dabei völlig passiv. Widerstandslos ging sie dann mit mir mit, sah aber sehr verängstigt aus. Im Spielzimmer der Praxis blieb sie stehen. Erst nach Ermunterung nahm sie sich ein

Gummibärchen. Ich zeigte ihr Spielsachen, doch sie rührte sich nicht von der Stelle. Meine Versuche, sie in ein Spiel einzubeziehen, verliefen ins Leere.

Bevor wir in die Kita zurückgingen, konnte ich sie zu einem zweiten Gummibärchen überreden. Auf meine Frage, ob sie in der nächsten Woche wieder mit mir mitkommen würde, nickte sie erstaunlicherweise.

Die nächsten Konsultationen verliefen ähnlich. Dann taute Marie langsam auf. Sie ließ sich von mir in Rollenspiele mit Puppen einbeziehen. Von Stunde zu Stunde wurde sie lockerer, gelöster. Ich konnte dann auch Entwicklungs- und Leistungstests mit ihr durchführen. Ihr Entwicklungsrückstand betrug 15 Monate.

Aus Gesprächen während des Spiels erfuhr ich, dass die Kinder zu Hause keinerlei Spielzeug besaßen. Ich fragte sie, womit sie sich beschäftigen, wenn sie nach Hause kommen oder an den Wochenenden. „Am Abend müssen wir schnell ins Bett, am Wochenende helfe ich Mutti“, antwortete sie.

Maries Spiele in meiner Praxis wurden immer fantasievoller. Schon auf dem Weg erzählte sie mir, was sie im Spielzimmer vorhabe. Sie blühte beim Spiel regelrecht auf, und es machte Freude, ihr zuzusehen und zuzuhören. Im Gespräch mit der Erzieherin erfuhr ich, dass Marie in der Kita selten spontan spielte. Die Kinder würden sie auch nicht mit einbeziehen. Sie sei ihnen zu langweilig. Sie würde meistens still dasitzen und nur zuschauen. Sie war sehr erstaunt zu hören, wie Marie bei mir spielte.

Jonny wartete schon immer an der Garderobe auf mich, wenn ich ihn abholte. Er hatte bereits Schuhe und Jacke an, damit wir ja keine Zeit verlieren. Seine Erzieherin erzählte, dass er mehrmals in der Woche zur Garderobe lief, um sich umzuziehen, weil er hoffte, dass ich komme. Ich erklärte ihm, dass er immer an dem Tag, der auf das Wochenende folgt, von mir geholt wird. Doch es half nicht. Er wartete mehrmals in der Woche.

Sobald er das Spielzimmer betrat, stürmte er zu den Spielsachen. Allerdings wanderte zuerst eine Handvoll Gummibärchen in seinen Mund. In kurzer Zeit verwandelte er das Zimmer in ein ziemliches Chaos. Er wollte mit Legosteinen spielen, kippte alle aus, dann aber fiel ihm das Puppentheater ein. Lagen alle Kasperpuppen auf der Erde, wollte er malen und so weiter. Er hatte weder Ausdauer noch Fantasie für ein kontinuierliches Spiel. Seine Konzentrationsfähigkeit war äußerst gering. Es war schwer, mit ihm eine Testdiagnostik durchzuführen. Kleine Aufgaben, auf die er sich einließ, wiesen auf einen Entwicklungsstand von circa dreieinhalb Jahren hin.

Jonny war bei allem, was er tat, fröhlich. Ab und zu wollte er mich drücken. Dann hopste und sprang er wieder von einem Gegenstand zum nächsten. Ich begann Spiele auf seinem Entwicklungsniveau und versuchte dabei, seine Ausdauerspanne immer ein wenig zu verlängern. Wenn er auf mich einen sehr müden Eindruck machte, war er besonders unruhig. Einmal fragte ich ihn, ob er in der Nacht nicht gut geschlafen hätte. Er schaute mich an, und seine Augenlider flackerten. „Doch, doch“, sagte er nur.

Am Nachmittag hatte ich Marie zur Therapiestunde da. Ich fragte sie, ob sie wisse, ob Jonny in der Nacht schlecht geschlafen habe. „Ich glaube, er hat gar nicht geschlafen. Er war ja an der Heizung“, antwortete sie. Durch weiteres Nachfragen erfuhr ich, dass Jonny vom Vater öfter mal eine ganze Nacht mit Handschellen an den Heizkörper im Flur gefesselt wird. Als Strafe.

Ich war schockiert und fragte, ob sie auch so bestraft werde. Sie verneinte, aber sie habe Angst davor. „Ich bin zum Glück immer lieb“, sagte sie. Ich fragte sie nach weiteren Strafmaßnamen des Vaters, die Jonny erleiden muss. „Er hält ihn mit dem Kopf nach unten über die Jauchegrube und sagt, dass er ihn gleich reinschmeißt. Hat er aber noch nie gemacht.“ Dann war sie sichtlich erschrocken, dass sie das erzählt hatte. „Bitte, bitte, sag das keinem, dass ich das erzählt habe! Sonst macht er das mit mir auch“, beschwor sie mich. Sie fing an zu weinen. Ich versprach ihr, es nicht weiterzusagen. Sie weinte noch den ganzen Weg zurück zur Kita. „Bitte, bitte“, flehte sie mich immer wieder an. Ich versicherte es ihr mehrmals. Die Erzieherin wunderte sich über ihre Tränen. Marie lief schnell in die Ecke des Gruppenraumes und hockte sich hin. „Da sitzt sie oft viele Stunden und ist nicht zu überreden herauszukommen“, sagte die Erzieherin.

Ich versuchte, mir klarzumachen, was da zu Hause passiert. Marie sah, was für Strafen Jonny bekam. Das machte ihr furchtbar Angst. Um nicht auch davon betroffen zu werden, versuchte sie, so wenig wie möglich aufzufallen. Sie wollte möglichst nicht bemerkt werden. Da die Kinder in der Einrichtung sie nicht besonders mochten, zog sie sich auch von ihnen zurück. Die Kinder bemerkten ihr Anderssein durch ihren Entwicklungsrückstand und ihr Auftreten.

Bei mir in der Praxis fühlte sie sich sicher, spielte deshalb ungezwungen. Jonny konnte durch seine nervliche Konstitution nicht „lieb“ und „unauffällig“ sein. Die große Unruhe, die in ihm war, beherrschte ihn. Er hatte durch die Frühgeburt mit erheblichem Untergewicht und durch den Alkohol in der Säuglingszeit eine frühkindliche Hirnschädigung erlitten. Dadurch war er körperlich und geistig zurückgeblieben, unruhig und unkonzentriert. Solche Strafmaßnahmen verschlimmerten natürlich seinen Zustand.

Ich fühlte mich miserabel. Was sollte ich tun? Ich hatte Marie versprochen, es niemandem zu sagen, aber es konnte natürlich nicht so weitergehen. Ich erkundigte mich beim Jugendamt nach der Familie und erfuhr, dass die große Schwester der beiden vor Jahren schon in eine Pflegefamilie gekommen war, weil der Vater sie ständig geschlagen hatte. Bei den beiden jüngeren Kindern seien aber bisher keine Spuren von Schlägen gemeldet worden. Ich wies darauf hin, dass es ja auch andere Formen der Misshandlung gäbe. Aber dem Amt war nichts bekannt.

Man klärte mich auf, dass man Eltern nicht zwingen könne, ihre Kinder zu lieben. Sie müssten sie ernähren, kleiden und in die Schule schicken. Und sie dürften sie nicht schlagen und sexuell missbrauchen. Mehr könne das Amt nicht erreichen.

Da stand ich nun da mit meinem Wissen um Jonnys Misshandlung und hatte ein ganz schlechtes Gewissen. Den brutalen Stiefvater hatte ich noch nicht kennengelernt. Die Mutter war offenbar auch verängstigt und geistig etwas eingeschränkt. Ich erhoffte mir keine Verbesserung der Situation durch Gespräche mit den Eltern.

Da Jonny in einem Alter war, in dem er demnächst eingeschult werden müsste, schrieb ich einen ausführlichen Bericht über seinen Entwicklungsstand und die mangelhaften Fördermöglichkeiten im Elternhaus an die Amtsärztin. Ich bat darum, Jonny in eine psychosomatisch orientierte Kurklinik für Kinder einzuweisen und eine Förderschule mit Internatsunterbringung für ihn zu suchen.

Nach einigen Wochen strahlte mich Jonny an, als ich ihn zur Therapiestunde holte. „Ich verreise, stell dir vor, ich verreise!“, sprudelte es aus ihm heraus. „Ich werde in einem Bus fahren und das große Meer sehen! Schon ganz bald!“ Er war noch aufgedrehter als sonst. Ich wünschte ihm eine gute Reise und ganz viel Spaß. Als ich mich verabschiedete, winkte er mir noch lange. Ich habe ihn nicht wiedergesehen.

Marie war traurig. „Jonny darf verreisen und ich nicht“. Ich versprach ihr, dass sie nun zweimal in der Woche zu mir kommen darf. Das versöhnte sie etwas. Sie wirkte glücklich, wenn sie bei mir spielte. In den Stunden tat ich alles, um ihr Selbstwertgefühl zu stärken und ihre Kompetenz im Umgang mit Menschen zu verbessern. Ich konnte sie bis zur Einschulung therapeutisch begleiten. Ich hätte es gut gefunden, wenn sie ein Jahr zurückgestellt worden wäre. Mit diesem Antrag kam ich leider nicht durch. Marie hatte den Einschulungstest bestanden. Ihre psycho-soziale Retardierung wurde als Rückstellungsgrund nicht akzeptiert. Ich ahnte, dass sie es schwer haben würde, wünschte ihr aber sehr, dass sie es schafft. Sie war ja ein braves Mädchen, das den Lehrern nicht negativ auffallen würde.

Als Marie 16 Jahre alt war, traf ich sie durch Zufall auf der Straße. Ich hätte sie nicht wiedererkannt, aber sie kam freudig auf mich zu und sprach mich an. Sie war etwas korpulent geworden, wirkte ungepflegt. Ihre Kleidung war unvorteilhaft. Sie erzählte mir, dass sie in der dritten und sechsten Klasse sitzengeblieben war. Nach der achten Klasse sei sie von der Schule abgegangen. Das Arbeitsamt hätte ihr dann eine Lehre als Teilfacharbeiter in einer Schlosserei vermittelt. Doch dazu habe sie „keinen Bock". Sie fehle oft und werde die Ausbildung schmeißen. Sie wünsche sich, Köchin zu werden und dann auf einem großen Schiff kochen zu dürfen.

Über Jonny erzählte sie mir, dass er in einer Wohngemeinschaft in einer anderen Stadt lebe. Es gehe ihm gut. Er lerne den Beruf eines Bademeisters.

Mike - Seine Therapie konnte ich nicht übernehmen

Mike, neun Jahre alt, wurde von seiner Mutter angemeldet. Zum Vorgespräch kam sie ohne das Kind. Sie wünschte eine Therapie, weil Mike so oft Wutanfälle bekomme und dann sehr ausfällig reagiere. Er sei ja eigentlich so ein lieber Junge, aber pro Tag mindestens drei Wutanfälle seien die Regel. Das sei sehr anstrengend. Auf Nachfrage berichtete sie, dass Mike ihr einziges Kind ist. Sie lebe mit ihm überwiegend allein. Der Vater lebe weit entfernt in einer Stadt an der Nordsee. Er sei dort verheiratet und habe noch zwei Kinder. Von dieser Familie wisse Mike aber nichts, und er soll es auch auf keinen Fall erfahren.

Alle acht Wochen käme der Vater mal für drei bis vier Tage. Darauf freue sich Mike immer sehr. Bei dem Vater bekomme er nie seine Wut. Deshalb würde der Vater auch gar nicht verstehen, warum sie jetzt hier bei mir sitze. Wenn der Vater dann wieder fährt, raste Mike total aus, tue so, als wenn sie schuld daran wäre. Er prügele dann mit den Fäusten auf sie ein und beschimpfe sie mit den unflätigsten Ausdrücken. Sie versuche dann, ihn abzulenken, gehe mit ihm Eis essen oder ins Kino.

Ich fragte die Mutter nach seinem Verhalten in der Schule. Er lerne in der zweiten Klasse mit guten Noten. Seine Lehrerin beklage sich nie. Der Erzieherin im Hort sei aufgefallen, dass er lieber mit Mädchen spiele und dabei gern der „Bestimmer“ sei. Bei den Jungen sei er nicht sehr beliebt. Er sei unsportlich. Wutanfälle seien ihr von Seiten der Schule nicht berichtet worden.

Sie erzählte mir dann noch, dass die Familie ihrer Schwester ganz in ihrer Nähe wohne. Mike sei gern dort. Die Familienmitglieder würden ihn sehr verwöhnen. Bei ihnen könne er sich alles erlauben. Sie stellen keine Forderungen und er bekomme dort keine Wutanfälle.

Ich registrierte für mich, dass Mike offenbar nur bei der Mutter Wutanfälle bekommt.

Dann lernte ich Mike kennen, einen pummeligen Jungen mit femininen Zügen. Auf den ersten Blick traute ich ihm Wutanfälle gar nicht zu. Er schaute mich aus zusammengekniffenen Augen böse an. „Was soll ich hier, ich will hier nicht sein!"

„Deine Mutti möchte, dass wir beide uns ein wenig näher kennenlernen. Sie macht sich Sorgen, weil du oft so wütend wirst. Vielleicht können wir ja dagegen etwas tun. Ich denke, du kannst lernen, anders zu reagieren. Ich würde dir gern dabei helfen. Wir beide könnten miteinander spielen, malen und uns unterhalten."

„Will ich nicht! Will nicht mit dir spielen! Lernen tue ich in der Schule!" Er stampfte wütend mit dem Fuß auf. „Wie du deine Wut loswirst, hast du bisher nicht in der Schule gelernt." Ich bot ihm Bonbons an, die er gern annahm. Er steckte sich einen in den Mund und eine volle Hand davon in die Hosentasche. „Komm, setz dich mal bitte hin, erzähle mir doch mal, was dich immer so wütend macht", versuchte ich es erneut.

Der Junge setzte sich wirklich, griff noch einmal in die Schale mit den Bonbons und sagte: „Wenn die dumme Kuh nur immer machen würde, was ich will, würde ich auch keine Wut bekommen!"

„Die dumme Kuh? Wen meinst du damit?"

„Na die da!", er zeigte mit dem Finger in Richtung des Wartezimmers. „Du meinst deine Mutter? Warum ist deine Mutter eine dumme Kuh?"

„Na, eine Kuh macht immer muh, muh, muh. Und sie sagt immer nein, nein, nein! Ist doch nichts anderes, ist doch nicht besser."

„Du meinst, deine Mutter verbietet dir alles, was du machen

möchtest?“

„Na, nicht alles, aber viel. Papa bringt mir immer Geschenke mit. Mama nie! Sie will mir nie etwas kaufen, wenn wir einkaufen gehen. Sie sagt immer, ich hätte schon alles. Aber das stimmt gar nicht. Kennst du jemanden, der alles hat?“

„Nein“, sage ich, „so ein Kind kenne ich nicht.“

„Ich will aber alles haben, und dann schreie ich und bekomme Wut. Dann kauft Mama meistens was.“

„Du bekommst also nur Wut, wenn Mama etwas nicht kaufen will?“, fragte ich ihn. „Nö, auch wenn ich nicht fernsehen darf oder nicht so lange draußen spielen soll. Ein Wutanfall hilft immer! Einmal war ich draußen, als es schon ganz dunkel war. Mama wollte mich reinzerren, weil ich nicht kam. Aber als ich dann ganz laut geschrien habe, ließ sie mich los, wegen der Nachbarn.“ Er grinste stillvergnügt in sich rein.

Ich fragte ihn, ob er denn seine Mutti nicht auch ein klein wenig lieb habe. „Doch, wenn sie mir was kauft. Sie ist eine Kuh und eine Schlampe. Kuh sage ich, Schlampe sagt Papa.“ Er erzählte mir dann, dass sich die Eltern oft streiten, wenn Papa da ist. Er habe Angst, dass Papa deshalb gar nicht wiederkommt. „Dann bringe ich sie um!“ Für einen Moment war ich sprachlos. Dann erwiderte ich: „Dann hast du keinen Menschen, der sich um dich kümmert, der dir Essen macht, der mit dir zu Hause spielt, der dich lieb hat. Dein Papa ist weit weg.“

„Na und, ich brauche keinen. Papa kommt dann wieder.“ Ich beendete an dieser Stelle die Stunde.

Hier lag eine schwerstgestörte Mutter-Kind-Beziehung vor. Ich wusste nicht, was ich in einer Verhaltenstherapie des Kindes da machen könnte. Der Junge hatte jede Achtung und jeden Respekt vor der Mutter verloren, warum auch immer! Das konnte ich in Einzeltherapiestunden nicht geradebiegen. Hier wäre eine Familientherapie sinnvoll. Dazu wäre aber auch die Anwesenheit des Vaters notwendig. Erschwerend hinzu kam, dass Familientherapie nicht von der Krankenkasse bezahlt wird.

Zur nächsten Stunde hatte ich wieder nur die Mutter bestellt. Zuvor forschte ich nach Möglichkeiten der Hilfe für die Familie. Im Internet fand ich eine Klinik, die Verhaltenstherapie für Familien anbot. Ich telefonierte mit der Klinik und erfuhr, dass Mutter und/oder Vater mit dem Kind aufgenommen werden und sechs Wochen intensiv mit ihnen gearbeitet werde. Man könne sie dort sehr gut in der Interaktion beobachten und dann entsprechend adäquates Verhalten trainieren. Sie hätten aber nur eine geringe Kapazität, und die Wartezeit auf einen Platz betrage sechs Monate. Diese Therapie werde von der Kasse bezahlt.

Als die Mutter zu mir kam, gestand ich ihr, dass ich mich nicht in der Lage sah, ihnen wirkungsvoll zu helfen, und begründete ihr meine Haltung. Ich schlug ihr eine Anmeldung in dieser Klinik vor. Bis zur Aufnahme bot ich ihr in größeren Abständen Erziehungsberatungsstunden an. Sie war empört. Sie gehe schließlich arbeiten, könne dort nicht sechs Wochen ausfallen und in die Klapse gehen! Niemals! So schlimm sei auch alles gar nicht mehr. Sie kämen schon klar. Sie stand auf und ging. Ich habe beide nicht wiedergesehen.

Merle - Schwere Kindheitsjahre durch eine falsche Diagnose

Ich berichte jetzt über ein Mädchen, das durch eine unzureichende Diagnosestellung einen schweren Start in ihr Schulleben hatte. Merle war neun Jahre alt, als die Mutter sie mir vorstellte. Dass diese Vorstellung gegen den Willen des Jugendamtes und des Heimes war, in dem das Kind seit fast zwei Jahren lebte, wusste ich nicht. Die Mutter hatte nach einer Wochenendbeurlaubung Merle krankgemeldet und nicht zurückgebracht.

Das Kind wirkte auf mich sehr müde und erschöpft. Es schaute an mir vorbei, gab mir auch nicht die Hand. Dann legte es sich auf die Couch und blickte starr an die Decke. Es reagierte lange nicht. Plötzlich sprang Merle auf und schrie, sie könne Menschen nicht ertragen. Sie ging zu meinem Schreibtisch und malte mit rotem Filzstift Bomben und Feuer auf ein Blatt Papier. Damit wolle sie die Erzieher und Kinder des Heimes töten, erklärte sie mir. Sie zitterte am ganzen Körper, legte sich dann wieder hin und schloss die Augen.

Ich rief eine befreundete Ärztin an, die sich bereiterklärte, der Mutter eine Krankschreibung für das Kind auszustellen. Diese berechtigte sie, Merle erst einmal nicht in das Heim bringen zu müssen.

Vor diesem ersten Kontakt zu dem Kind hatte mir die Mutter die bisherige Lebensgeschichte erzählt. Merle wurde nach komplizierter Schwangerschaft mit einem großen Hämatom im Gehirn geboren. Ihre Haut sah blau aus. Das sprach für einen Sauerstoffmangel unter der Geburt. Das Kind musste noch vier Wochen im Krankenhaus behandelt werden.

Es entwickelte sich dann aber altersnormgerecht. Als Merle

drei Jahre alt war, wurde ihre Schwester geboren. Ein halbes Jahr später verließ der Vater die Familie, weil ihm die beiden Kinder zu viel wurden.

Merle kam in eine Kindertagesstätte. Von dem Zeitpunkt an wurde ihr Verhalten auffällig. Sie zog sich oft in eine Ecke des Raumes zurück und hielt sich die Ohren zu. Sie reagierte nicht auf die Erzieherin, tat so, als würde sie weder Verbote noch Gebote verstehen. Oft schlug sie um sich, wenn Kinder mit ihr spielen wollten. Manchmal schrie sie stundenlang. Früh klammerte sie sich an die Mutter und wollte sich nicht anziehen lassen, weil sie nicht in die Kita wollte. Wenn die Mutter sie wieder abholte, wirkte das Mädchen völlig erschöpft und war blass. Waren sie dann zu Hause „drehte sie oft durch", warf Stühle um, zerschlug Geschirr und schlug auf die Mutter und die kleine Schwester ein. Wenn so ein Anfall vorüber war, zog Merle sich in eine Ecke zurück und spielte ganz ruhig und fantasievoll.

Die Mutter suchte Hilfe. Sie erzählte der Kinderärztin von ihren Problemen. Die Ärztin schickte sie zur Erziehungsberatung. Dort ging sie ein Jahr lang regelmäßig hin, stellte jedoch fest, dass alles, was sie umzusetzen versuchte, keinen Erfolg brachte. Man warf der Mutter vor, nicht genügend kooperativ zu sein.

Da es immer schwerer wurde, Merle zu lenken, ging die Mutter mit ihr zu einem Kinderpsychiater. Der diagnostizierte eine Störung des Sozialverhaltens und schickte sie zu einem Psychologen. Der bestätigte dem Kind eine altersgerecht entwickelte Intelligenz und riet der Mutter, die Entwicklung in der Schule abzuwarten. Im schwierigen Umgang mit Merle änderte sich dadurch nichts.

Die Erzieher der Tagesstätte ließen es inzwischen zu, dass Merle die meiste Zeit allein in der Ecke saß, mit Bausteinen hantierte oder mit geschlossenen Augen und zugehaltenen Ohren vor sich hin summte. Wenn die Kinder in den Garten gingen, setzte sie sich unter einen Busch. Man ließ sie sitzen. Wenn die Gruppe einen Ausflug machte, musste die Mutter sie zu Hause behalten.

Mit sechs Jahren wurde sie eingeschult. Schon nach dreiwöchigem Schulbesuch bestand die Schule auf Einweisung in eine Klinik. Sie hatte täglich aggressive Ausbrüche bekommen, warf mit Schulmaterial und Stühlen um sich, bespuckte und schubste die Kinder, die sich ihr nähern wollten, und beteiligte sich in keiner Weise am Unterricht. Merle wurde sechs Monate auf einer kinderpsychiatrischen Station behandelt. Was man dort mit ihr gemacht hat, wusste die Mutter nicht. Die Entlassungsdiagnose lautete: „Störung des Sozialverhaltens mit Hyperaktivität."

Die Mutter berichtete, dass sie den Verdacht hatte, man habe Merle dort medikamentös ruhiggestellt. Immer wenn die Mutter sie besuchte, sei sie apathisch gewesen. Sie habe weder Freude noch Traurigkeit gezeigt und nie gesagt, dass sie nach Hause möchte.

Das Kind wurde mit einem Einzelfallhelfer entlassen, der in der Schule neben ihr sitzen sollte und der mit ihm den Raum verlassen sollte, wenn er merkte, dass ein Anfall von aggressivem Verhalten drohte.

Das passierte in der Schule nun täglich. Meistens rannte Merle ihm davon, sobald sie aus der Klasse raus waren. Viele Male musste die Polizei sie suchen. Oft saß sie in Häuserecken oder hinter Mülltonnen und hielt sich die Ohren zu. Sie wurde deshalb wieder in das Krankenhaus eingewiesen und blieb bis zum Schuljahresende.

Das Jugendamt sprach der Mutter die Fähigkeit ab, das Kind zu erziehen. Es wurde in ein Heim eingewiesen, das einsam - umgeben von dichtem Wald - in hügeligem Gelände lag. Die Mutter durfte sie alle zwei Wochen besuchen. In dem Heim erhielt Merle Einzelunterricht.

Die Mutter war verzweifelt, denn immer, wenn sie das Mädchen besuchte, sah sie seine Traurigkeit und spürte gleichzeitig die Wut des Kindes auf die anderen Kinder und die Erzieher. Merle wollte nach Hause! Wenn die Mutter die Schwester mitbrachte, bekam diese auch Merles Wut zu spüren, weil sie zu Hause leben durfte.

Das Kind magerte immer mehr ab. Merle wollte nicht mit den anderen Kindern essen, bat darum, auf ihrem Zimmer essen zu dürfen. Doch das wurde abgelehnt. Sie flehte die Mutter um Nahrung an, denn sie könne nichts herunterbekommen, wenn alle Kinder um sie herum seien. Zu den Besuchen brachte die Mutter ihr heimlich etwas zu essen mit. Die Erzieher reagierten sehr ungehalten, wenn sie es bemerkten. Merle sollte sich in die Gruppe einordnen. Manchmal schlich sich die Mutter außerhalb der Besuchszeit an das Heim heran. Wenn sie Merle draußen erblickte, lockte sie sie hinter einen Baum und gab ihr Kuchen und Süßigkeiten. Dann klammerte sich Merle an sie und wollte sie nicht wieder gehen lassen. Das war für beide schlimm.

Im Heim wurde dann ein Plan erarbeitet, nach dem Merle Punkte für angepasstes Verhalten sammeln konnte. Erreichte sie eine bestimmte Punktzahl, durfte sie für einen Tag am Wochenende nach Hause, später dann für zwei Tage. Es kostete Merle viel Kraft, aber sie bemühte sich sehr, die Punkte zu erhalten. Die Mutter freute sich über die Besuche, hatte aber auch immer Angst, die Situation nicht zu bewältigen. Merle war sehr eifersüchtig auf die Schwester. Sie klammerte sich an die Mutter, die nicht einmal allein zur Toilette gehen durfte. Die Schwester wurde rigoros weggeschubst.

Nach solch einem Wochenende sah ich Merle erstmalig. Sie verhielt sich während der nächsten Probesitzungen weiterhin sehr verschlossen. Sie legte sich auf die Couch mit geschlossenen Augen, reagierte auf keinerlei Fragen oder wohlwollenden Zuspruch. Ab und zu sprang sie auf und rief: „Ich hasse alle Menschen!“ Dabei sah sie mich nicht an. Erst als ich ihr erklärte, dass ich für sie nichts tun könne und sie wieder ins Heim zurückmüsse, wenn sie nicht bereit sei, mit mir zu reden, öffnete sie die Augen und sagte: „Wenn du mich da rausholst, rede ich. Aber du musst es mir versprechen.“ Ich erwiderte, dass ich das nicht versprechen kann, aber mich bemühen werde, weil ich sehe, wie schlecht es ihr geht.

Merle stand auf. Blass, zittrig und abgemagert stand das Mädchen vor mir. Sie sah mich nicht an, schaute vorbei aus dem Fenster. „Was soll ich tun?“, fragte sie. Ich bat sie, mir aufzumalen, was im Heim so schlimm sei. Mit zittrigen Händen und einem roten Stift malte sie zwei Feuerstellen mit hoch lodernden Flammen. Über eine Feuerstelle malte sie kleine Menschen, die ins Feuer fielen, über die andere Stelle größere Menschen. „Ich verbrenne sie alle, alle Kinder, alle Erzieher“, erklärte sie mir. Ich bat sie, mir zu erzählen, warum das nötig sei. „Ich ertrage sie nicht“ kam als Antwort. Dann schaute sie auf den Fußboden und flüsterte. „Bitte hole mich da raus.“

Ich sah sie noch zu zwei weiteren Probesitzungen. Immer malte sie Zerstörungen, zum Beispiel eine Bombe, die auf das Haus flog, das das Heim darstellen sollte.

Die Mutter berichtete, dass Merle zu Hause sehr fantasievoll spiele, wenn die Mutter in der Nähe sei. Die Schwester könne sie nur schwer ertragen. Sie könne niemals beide allein lassen.

Ich beantragte dann die Genehmigung, eine Therapie mit Merle durchführen zu dürfen, und schrieb an das Jugendamt, dass ich das Kind weder für heim- noch für schulfähig halte. Nach vier Wochen bekam ich die Genehmigung. Ich überlegte in der Zwischenzeit, wie wohl der günstigste Therapieansatz aussehen könnte. In allen Klinik- und Entwicklungsberichten des Heimes stand als Diagnose „Störung des Sozialverhaltens“.

Ja, Merles Sozialverhalten war gestört, aber anders als es sonst bei Kindern mit dieser Diagnose üblich war. Diese Kinder lügen oft, stehlen, schlagen um sich, um sich einen Vorteil zu verschaffen, schwänzen die Schule, um angeblich interessantere Dinge zu tun, haben „Kumpel“, mit denen sie sich zusammentun, um andere Kinder zu unterdrücken. Diese Kinder schauen einem Menschen ins Gesicht, wenn sie ihn belügen. Merle dagegen hatte keine Freunde und suchte auch keine. Sie schaute die Menschen nicht an. Sie mied Menschen, wo sie konnte. In ihrer Fantasie war sie grausam, nicht, um sich zu bereichern, sondern um sich besser isolieren zu können. Kinder mit dieser Diagnose wirken nicht hilflos und werden selten bemitleidet.

Merle wirkte extrem hilflos und löste bei mir (trotz aller zu wahrenden professionellen Distanz) einen Beschützerinstinkt aus. Ich kam zu dem Schluss, dass das Mädchen an einer Spielart des Autismus, dem Asperger-Syndrom, leidet. Diese Kinder sind in ihrer geistigen Entwicklung selten beeinträchtigt, wohl aber sehr stark in den sozialen Interaktionen. Die Reize aus der Umwelt überfluten sie. Sie sind nicht in der Lage, sie adäquat zu differenzieren, und fühlen sich daher unter vielen Menschen total überfordert. Sie können Mimik, Gestik und Körperhaltung anderer Menschen nicht richtig einschätzen und sie selbst für soziale Interaktionen nicht anwenden. Nachdem ich zu dieser Diagnose gefunden hatte, richtete ich den Therapieplan entsprechend aus.

Die Asperger-Erkrankung ist nicht heilbar. Ich wollte aber Merle befähigen, in einem kleinen Klassenverband lernen zu können, ohne für sich oder andere zu einer Gefahr zu werden. Auf keinen Fall durfte sie weiter in einem Heim mit vielen verhaltensauffälligen Kindern leben. Diese Kinder sind nun einmal laut und unbeherrscht. In so einem Heim besteht für ein Kind wie Merle eine totale Reizüberflutung. Deshalb bereitete es ihr zum Beispiel auch so große Probleme, gemeinsam mit allen zu essen.

Reizüberflutungen führten bei ihr zu unkontrollierten aggressiven Ausbrüchen. Davor versuchte sie instinktiv, sich zu schützen, indem sie die Augen schloss, sich die Ohren zuhielt und sich in ruhige Ecken zurückzog.

Ich half der Mutter, Anträge zu stellen. Die Heimunterbringung musste aufgehoben werden, ein Hauslehrer genehmigt und ein Einzelfallhelfer, der die Mutter ab und zu entlasten sollte, gefunden werden. Es mussten viele bürokratische Hürden überwunden werden.

Als ich Merle wiedersah, wirkte sie erholter, die Mutter dagegen sehr erschöpft. Merle legte sich wieder erst einmal auf die Couch, stand aber nach circa zehn Minuten von allein auf und suchte sich Spielzeug aus. Damit baute sie Scheiterhaufen, auf denen sie kleine Puppen symbolisch verbrannte. Danach nahm sie sich Legosteine und baute sehr konstruktiv. Dabei sprach sie kein Wort. Als ich sie ansprach, zerstörte sie alles und warf die Steine in die Ecke. Ein Gespräch kam nicht zustande. Ich hoffte, dass ihr der Therapieraum im Laufe der Zeit ein Gefühl der Sicherheit vermittelt und sie dadurch zugänglicher wird. Nach etwa sechs Wochen wurde sie etwas lenkbarer. Sie ließ es zu, mit mir zu sprechen. Sie bestimmte das Thema. Andere Themen oder Fragen ignorierte sie. Sie sah mich niemals an.

Die Zeit, die sie zu Beginn der Stunde auf der Couch lag, wurde immer kürzer. Ich wollte erreichen, dass sie lernte, auf Lob und Kritik angemessen zu reagieren. Dafür bezog ich die Hauslehrerin mit ein, sprach mit ihr ab, wie wir vorgehen wollten. Sie war eine speziell ausgebildete Lehrerin für autistische Kinder. Merle hatte großes Glück mit ihr. Bei ihr lernte sie schnell und holte auf, was sie während der Heimzeit versäumt hatte. Das gelang aber alles nur, weil wir mit ihr in Einzelsituationen arbeiteten.

Für die Mutter gab es viele sehr belastende Situationen zu Hause. Schon die Anwesenheit der Schwester war für Merle oft unerträglich. Die Schwester sollte ruhig in einer Ecke sitzen. Das tat sie natürlich nicht. Merle musste lernen, bei Überreizung aus der Situation zu gehen, ohne aggressiv zu werden.

Ich erstellte gemeinsam mit der Hauslehrerin kleine Ziele, die wir anstreben wollten, und erklärte sie dann Merle. Sie hatte verstanden, dass es notwendig war, intensiv mitzuarbeiten, wenn sie nicht wieder in die Klinik oder in ein Heim eingewiesen werden wollte. Eine Hauslehrerin würde sie nicht bis zum Ende der Schulzeit genehmigt bekommen. Sie musste es lernen, eine kleine Gruppe bis zu zehn Kindern zu ertragen.

Ich hatte die Idee, ihr Summen, das sie oft praktizierte, wenn sie sich die Augen und Ohren zuhielt, auf einem kleinen Abspielgerät aufzunehmen. Das konnte sie mit Knopfkopfhörern jederzeit in der Hosentasche tragen und sich abspielen, wenn sie merkte, dass sie gereizt war. Damit könnte sie einem aggressiven Schub eventuell vorbeugen. Die Lehrerin übte damit zu Hause mit ihr. Wenn Merle unruhig wurde, weil die Schwester lauter spielte, zeigte die Lehrerin auf die Hosentasche, und Merle begriff bald, sich jetzt das Summen einzuspielen. Das half. Im Laufe der Zeit erkannte Merle ohne Hinweis, wann sie die Kopfhörer aufsetzen musste.

Eine weitere Hilfestellung entdeckten wir durch Zufall. Ich hatte einmal vergessen, den Computer auszuschalten, als Merle den Therapieraum betrat. Als Bildschirmschoner stiegen kleine Blasen auf und zerplatzten. Das Bild erinnerte an Luftblasen im Meer. Fasziniert starrte Merle auf den Bildschirm. Sie wurde dabei ganz ruhig. Und dann sah sie mich an und lachte! Wir hatten bisher nie Blickkontakt! Noch nie hatte sie Fröhlichkeit gezeigt! „Gefällt es dir?“, fragte ich sie. „Ja, das möchte ich haben“, antwortete sie. Sie saß 20 Minuten davor und betrachtete intensiv die aufsteigenden Blasen. Die Lehrerin experimentierte dann damit und stellte fest, dass Merles Konzentrationsfähigkeit sehr viel besser war, wenn sie zehn Minuten auf diese Blasen geschaut hatte. In jeder Lernpause setzte sich Merle mit glücklichem Gesichtsausdruck vor den Bildschirm.

Ich musste nach 80 Stunden die Therapie beenden. Mehr Stunden wurden nicht genehmigt. Ich hielt aber noch lange Kontakt zu der Lehrerin. Sie durfte drei Jahre mit Merle arbeiten. Danach kam das Mädchen in eine Schulklasse, in der nur acht Kinder lernten. Merle wurde mit einem Taxi hingefahren und auch wieder abgeholt. Der Schulbus wäre ein zu großes Risiko gewesen.

Sie mied weiterhin Kindergruppen, spielte am Nachmittag allein zu Hause. Zur Schwester entwickelte sie keine Beziehung, tolerierte sie aber. Die anstrengendste Rolle hatte die Mutter, die stets anwesend sein musste. Besorgungen, Arztbesuche und Ähnliches konnte sie erledigen, wenn Merle in der Schule war.

Beide hatten noch sehr schwierige Jahre vor sich.

Eileen - Eine traurige Kindheit

Im folgenden Fall berichte ich über ein Mädchen, das zehn Jahre alt war, als ich es kennenlernte, und das ich mit 15 Jahren letztmalig sah. Ich habe mit ihm 80 Therapiestunden durchgeführt. Dazu kamen sehr viele Gespräche mit der Mutter und ungeplante Beratungsgespräche mit Eileen. So heißt das Mädchen. Ich bin nicht stolz auf das Ergebnis.

Eileen hatte keine glückliche Kindheit, und es ist uns nicht gelungen, dass sie ihre Jugendjahre unbeschwert und überwiegend zufrieden erleben konnte. Es haben sich viele Menschen darum bemüht: Lehrer, Erzieher, Jugendamtsmitarbeiter, Ärzte, Eltern von Mitschülern, Lebensabschnittsgefährten der Mutter und viele mehr. Doch leider entließ ich aus meiner therapeutischen Betreuung eine traurige, immer wieder um Liebe und soziale Anerkennung bettelnde Jugendliche, die dazu neigte, in Konfliktsituationen mit Lügen und kleinen Diebereien zu reagieren oder sich zurückzuziehen. Ich bin sehr traurig über diese Entwicklung, denn ich hatte dieses Kind im Laufe der Jahre sehr schätzen gelernt. Wir hatten ein gutes Vertrauensverhältnis aufgebaut.

Als Eileen geboren wurde, war ihre Mutter 18 Jahre alt und wusste nicht, wer der biologische Erzeuger war. Die Mutter fühlte sich mit dem sehr lebhaften Baby total überfordert. Sie versuchte mit großer Strenge, das Baby zu erziehen. Sie brüllte es an und schlug es auch. Als Eileen ein Jahr alt war, heiratete die Mutter. Sie erhoffte sich dadurch mehr Freiraum, spürte aber bald, dass das Kind eine Belastung für die Beziehung zum Partner war. Das Kind engte die Mutter ein, schrie oft nachts und nässte ein. Dann wurde die Mutter wieder schwanger.

Als Eileen drei Jahre alt war, wurde ihre Schwester geboren.

Nun wurden die zwei kleinen Kinder auch dem Ehepartner zu viel. Er verließ die Familie. Jetzt wurde Eileen sehr auffällig. Sie nässte Tag und Nacht ein und masturbierte häufig. Die Mutter reagierte mit zunehmender körperlicher Gewalt. Eine behandelnde Kinderärztin informierte das Jugendamt. Eileen wurde in eine Kinderpsychiatrie eingewiesen. Dort blieb sie drei Monate. Ihr wurde eine schwere Entwicklungsverzögerung bescheinigt. Das Kind wurde wieder nach Hause entlassen. Eine Nachbarin half der Mutter jetzt öfter bei der Betreuung der Kinder. Diese Frau war Mitglied einer Sekte und drohte Eileen oft mit Strafen der Hölle, die sie drastisch ausmalte. Die Mutter bekam davon nichts mit und wunderte sich nur, dass Eileen immer mehr Ängste entwickelte.

Trotz der bescheinigten Entwicklungsverzögerung wurde das Mädchen mit sechs Jahren eingeschult. Es weinte in der Schule laufend, zog sich in die Ecken des Klassenraumes zurück und nässte ein. Die Schule beklagte sich bei der Mutter. Wieder wurde Eileen in die Kinderpsychiatrie eingewiesen. Sie blieb dort sechs Monate. Sie wurde ausgeschult. Das Krankenhaus empfahl eine erneute Einschulung mit sieben Jahren in eine Förderschule für Erziehungshilfe. In der Zeit des Krankenhausaufenthaltes hatte die Mutter sich sehr bemüht gezeigt, Eileen oft besucht und sich in Gesprächen sehr aufgeschlossen und einsichtig verhalten. Deshalb gab es keine Bedenken, Eileen nach Hause zu entlassen.

Als die Schule für Eileen erneut begann, wurde ihr Bruder geboren. Die Mutter war nun voll mit der Betreuung der beiden jüngeren Kinder beschäftigt und hatte für Eileens Sorgen und Probleme wenig Zeit. Sie kämpfte daraufhin mit diversen Dummheiten um Zuwendung, doch die Mutter fühlte sich diesen Belastungen wieder nicht gewachsen. Oft übertrug sie Eileen die Aufgabe, die jüngere Schwester zu beaufsichtigen. Doch damit überforderte sie sie. Die Schwester trickste sie oft aus, heulte, weil Eileen sie angeblich geschlagen hätte, was nicht der Fall war. Jetzt schlug die Mutter Eileen, die daraufhin aggressiv zur Schwester wurde. Ein Teufelskreis.

Die Nachbarin hatte sich völlig zurückgezogen. Der Vater des dritten Kindes trat erstmalig nach einem Jahr in Erscheinung. Er zog zur Familie und bemühte sich ernsthaft, Ruhe auszustrahlen und eine gewisse Kultur im Umgang miteinander einzuführen. Eileen liebte ihn. Er hörte zu, beschäftigte sich mit ihr und unterband, dass die Mutter sie schlug.

Leistungsmäßig kam das Mädchen in der Förderschule gut mit. Aber das Miteinander der Kinder gestaltete sich schwierig. In der Klasse lernten neun Jungen und sie als einziges Mädchen. Den Jungen machte es Spaß, das Mädchen zu ärgern. Sie versuchte dann, sich Freundschaften zu erkaufen. Sie schenkte ihnen Süßigkeiten und kleine Spielzeuge. Das Geld dazu stahl sie der Mutter. Als diese das bemerkte, wollte sie das Kind sofort in ein Heim geben. Der Stiefvater schlichtete den Konflikt. Die Mutter sprach wochenlang kein Wort mit Eileen. Da sie den Jungen nun nichts mehr mitbringen konnte, bezog sie öfter von ihnen Prügel.

Einmal kam sie auf die Idee, Kondome zu stehlen. Die nahm sie mit zur Schule und bot den Jungen an, mit ihr "Sex zu machen". Das bekamen die Lehrer mit, und wieder gab es zu Hause riesigen Ärger. Die Mutter beschimpfte ihre achtjährige Tochter als Hure und Drecksau. Der Stiefvater lachte über alles, und Eileen war total verunsichert. Sie zog sich zurück, durchlebte Monate in trauriger Stimmung. Gleich nach der Schule, (sie kam immer erst um 17 Uhr aus dem Hort nach Hause), ging sie in ihr Zimmer, sprach mit keinem ein Wort, aß auch kein Abendbrot mit der Familie. Die Mutter schätzte das Verhalten als Fortschritt ein. Der Stiefvater erkannte, dass es krankhaft war.

Wieder wurde das Kind in die Kinderpsychiatrie eingewiesen. Es wurde eine schwere Depression diagnostiziert. Eileen bekam Medikamente. Sie blieb drei Monate in der Klinik. Wieder zeigte sich die Mutter von ihrer besten Seite, und auch der Stiefvater ging zu Gesprächen und besuchte das Kind. Eileen wurde also wieder nach Hause entlassen und kam zurück in ihre Schulklasse.

Zu diesem Zeitpunkt lernte ich sie kennen. Sie war mir vom Krankenhaus zur Therapie überwiesen worden. Die Vorgeschichte hatte man mir in einem Bericht mitgeteilt. Mutter und Stiefvater traten mir gegenüber sehr besorgt um das Mädchen auf. Sie gaben sich aufgeschlossen allen Maßnahmen gegenüber. Sie stellten sich als die idealen Eltern dar. Eileen fasste schnell zu mir Vertrauen. Sie hatte im Krankenhaus positive Erfahrungen mit Psychologinnen gemacht.

Sie sprach mit mir über Probleme, die ihr Sorgen bereiteten. Die Jungen der Klasse trieben sie oft in die Enge, und sie reagierte dann mit aggressiven Ausbrüchen. Sie wusste sich nicht anders zu helfen. Ich trainierte mit ihr angepasstes Verhalten entsprechend der geschilderten Situationen. Doch auch mir fiel es keineswegs immer leicht, gewaltfreie Lösungen zu finden. Neun verhaltensproblematische Jungen, die sehr gewaltbereit waren, gegen ein Mädchen, das schon als „schwarzes Schaf" bekannt war.

Die einzige Lösung aus meiner Sicht hätte darin bestanden, das Kind aus dieser Klasse zu nehmen. Doch mit dieser Meinung stand ich allein da. Man hielt mir vor, es sei doch schon eine Spezialschule für schwierige Kinder, es sei eine kleine Klasse, es seien speziell geschulte Lehrer, und andere Klassen seien noch schlimmer.

Eileen bemühte sich sehr. Das spürte ich in jeder Therapiestunde. Doch zu Hause gab es immer wieder kleine Vorfälle, die Ärger auslösten und dazu führten, dass niemand mit ihr sprach und sie sich in ihrem Zimmer isolierte. Erst durch die

Intervention der Lehrer und durch Gespräche, die ich mit den Eltern führte, lockerte sich die Situation etwas. Zusammengesunken, mit leiser Stimme und Tränen in den Augen, sagte sie mir: „Mich mag keiner. Besser wäre es, wenn ich nie geboren wäre. Ich mache immer alles falsch."

In vielen Gesprächen mit der Mutter und dem Stiefvater versuchte ich, Verständnis für das Verhalten von Eileen zu erzeugen und zu erreichen, dass die Abwertungen, Beleidigungen und Handgreiflichkeiten ihr gegenüber aufhörten. Das Mädchen sehnte sich nach Zuwendung und Anerkennung. Die Mutter tat wieder so, als würde sie alles einsehen, doch aus den Erzählungen Eileens konnte ich schlussfolgern, dass es nicht so war.

Nach fünfjährigem Schulbesuch in der Förderschule sollte Eileen in eine Regelschule umgeschult werden. Nach dieser Mitteilung bekam die Mutter Panik. Sie malte sich diverse Katastrophen aus, die sie leider auch vor dem Kind äußerte. Ich empfahl ihr deshalb, Kontakt zu einer lerntherapeutischen Schule mit Internatsunterbringung in einer etwas entfernteren Stadt aufzunehmen. Mutter und Tochter fuhren dorthin und waren begeistert. Die Schule war bereit, Eileen aufzunehmen. Das Jugendamt, das einen Teil der Kosten übernehmen musste, stimmte ebenfalls zu. Als die Mutter jedoch erfuhr, welchen Anteil der Kosten sie privat tragen müsse, nahm sie ihre Zustimmung zurück. Eileen war sehr traurig.

Den Wechsel in die Regelschule schaffte sie. Nach kurzer Zeit war sie gut integriert. Sie hatte zum ersten Mal im Leben Freundinnen gefunden. Neun Monate begleitete ich sie noch in diesem Schuljahr. Dann zog die Familie in eine entferntere Gegend. Eileen musste nochmals die Schule wechseln und konnte die Therapie aufgrund des Weges nicht mehr fortsetzen. Das fanden wir beide sehr schade.

Als das Mädchen 15 Jahre alt war, rief es mich an und bat

dringend um einen Termin. Eileen kam dann allein mit dem Bus. Sie sei zu Hause rausgeworfen worden, lebe zurzeit bei einer Freundin. Sie hatte der Mutter Geld gestohlen und sich davon Süßigkeiten gekauft. Sie bekomme kein Taschengeld und habe so großen Appetit auf Süßes gehabt. Sie wisse, dass sie Fehler mache. Ich hätte ihr damals so sehr geholfen, Fehler zu überwinden. Sie wünsche sich nun, dass ich ihr wieder helfe. Ich musste ihr erklären, dass ich das ohne Genehmigung der Mutter nicht darf.

Die Mutter war hocherfreut über die Initiative der Tochter, wieder zur Therapie zu gehen. Sie erzählte, dass das Mädchen zu Hause in Blumentöpfe uriniere. Wenn sie regelmäßig zur Therapie komme, erlaube sie ihr, wieder nach Hause zu kommen. Es vergingen einige Wochen, bis wir die Genehmigung zur Durchführung der Therapie von der Krankenkasse erhielten. Als ich das Mädchen dann wiedersah, wurde ich stutzig. Ich fragte sie, ob sie schwanger sei. Sie fing fürchterlich an zu weinen und nickte unter Tränen. Zu Hause hatte das noch niemand bemerkt. Sie war auch noch nicht bei einem Arzt gewesen.

Eileen hatte fürchterliche Angst vor der Mutter, denn sie war von einem Freund der Familie, der oft zu Besuch war und dann auch bei ihnen übernachtete, geschwängert worden. Er missbrauchte sie gegen ihren Willen seit einigen Monaten. Zu Hause hatte sie in Blumentöpfe uriniert, weil sie in der Nacht Angst hatte, ihn aufzuwecken, wenn sie zur Toilette ging und er dann wieder zu ihr kommen würde. Sie hatte keinen Schlüssel zu ihrem Zimmer, und er kam mindestens einmal in der Woche. Voller Angst lag sie jede Nacht im Bett.

Sie könne auf keinen Fall mit ihrer Mutter darüber reden. Die bringe sie um. Sie wollte auch auf gar keinen Fall zur Polizei gehen. Sie wolle ihn nicht anzeigen, wolle nur von zu Hause weg. Ich versprach, ihr zu helfen, und besprach die Situation mit einer Mitarbeiterin vom Jugendamt. Die sorgte dafür, dass sie in ein Heim für jugendliche werdende Mütter kam. Weder das Jugendamt noch ich klärten die Mutter gegen den Willen von Eileen über die Zusammenhänge auf. Eileen schwor, alles abzustreiten, wenn wir etwas sagen würden.

Ich hörte dann lange nichts mehr von ihr. Das Heim war in einer anderen Stadt. Nach einem Jahr schrieb sie mir, sie habe einen gesunden Jungen entbunden und zur Adoption freigegeben. Sie lebe jetzt in einer Wohngemeinschaft und versuche, einen Schulabschluss zu machen. Ich bat sie in einem Antwortbrief, darüber nachzudenken, ob sie im Interesse ihrer Schwestern, die ja noch zu Hause lebten, nicht doch zur Polizei gehen sollte.

Ich habe nie wieder von ihr gehört.

Bärbel - Eine Jugendliche mit Schulangst

Die 14-jährige Bärbel wurde vom Vater angemeldet. Sie lerne in der achten Klasse einer Gesamtschule, berichtete er, doch sie weigere sich seit vielen Wochen, die Schule zu besuchen. Zuerst habe er sie noch jeden Morgen hingefahren, doch sobald er fort war und zur Arbeit fuhr, lief sie wieder weg. Sie hielt sich den ganzen Tag irgendwo draußen auf, bis Schulschluss war. Der Weg nach Hause sei als Fußweg zu weit, sie wohnen ziemlich abgelegen oben auf einer Anhöhe.

Der Vater fahre sie jetzt nicht mehr zur Schule, weil er davor Angst habe, was ihr den Tag über draußen zustoßen könnte. Sie bleibe im Bett und lese. Den Zugang zum Fernseher und Computer habe er gesperrt. Sie solle es sich zu Hause ja nicht zu gemütlich machen. Da sie häufig über Bauchschmerzen klage, habe er sie in einer Klinik untersuchen lassen. Dort sei eine leichte frühkindliche Hirnschädigung diagnostiziert worden, deren Ursache wohl im Alkoholmissbrauch der Mutter während der gesamten Schwangerschaft zu suchen sei. Der Klinikarzt habe dringend eine Psychotherapie empfohlen.

Auf Nachfrage erzählte der Vater, dass er mit dem Mädchen allein lebt. Das Kind sei mit einem Hüftschaden, einer Augenkrankheit und einem Nierenleiden auf die Welt gekommen. Es bedurfte immer besonderer Pflege. Weil die Mutter ihren Alkoholismus nicht behandeln ließ, trennte sich der Vater von ihr, als Bärbel zwei Jahre alt war. Das Kind blieb bei der Mutter. Der Vater sagte, dass er sich diesen Fehler nie verzeihen wird! Einige Monate später wurde ihm Bärbel von der Polizei gebracht. Sie sei allein in der Wohnung aufgefunden worden. Sie war unterernährt und schwerkrank.

Als sich das Mädchen einigermaßen erholt hatte, tauchte die

Mutter auf. Sie wollte Bärbel wieder zu sich nehmen. Der Vater verweigerte die Herausgabe. Da holte sich die Mutter einen richterlichen Beschluss, dass sie Bärbel an jedem zweiten Wochenende holen dürfe. Das Kind weinte, wenn die Mutter kam und klammerte sich an den Vater. Es nässte wieder ein. Der Vater wandte sich deshalb an das Jugendamt und erwirkte, dass Bärbel nur jedes dritte Wochenende zur Mutter musste. Das gefiel der Mutter nicht. Sie verschwand und tauchte bisher nicht wieder auf.

Bärbel besuchte eine Kindertagesstätte. Dort soll es Verhaltensprobleme gegeben haben, doch der Vater konnte dazu keine genaueren Angaben machen. Bei ihm zu Hause war sie immer lieb und gut lenkbar.

In der ersten Klasse fingen die Bauchschmerzen an. Ab und zu litt Bärbel auch unter Herz-Rhythmus-Störungen. Ihre schulischen Leistungen waren ausreichend. Nach dem Übergang von der Grundschule zur Gesamtschule mit Beginn der siebten Klasse wurden die Probleme erheblich. Sie schwänzte oft und klagte über vielerlei körperliche Beschwerden. Sie erreichte das Klassenziel, wobei auf dem Zeugnis die Vieren überwogen.

In der achten Klasse sei nun alles dramatisch geworden. Man drohte dem Vater mit hohen Geldstrafen, wenn das Kind weiterhin nicht zur Schule ging. Er hatte Angst, dass sie auf der Straße gefährdet sei, in ein kriminelles Milieu zu geraten, wenn sie aus dem Unterricht fortlief. Sie sei doch kein böser Mensch, habe nur Angst vor der Schule! Er könne doch so ein großes Mädchen nicht zwingen! Er müsse selbst zur Arbeit, könne nicht aufpassen, dass sie in der Schule blieb! Niemand sage ihm, wie er das Problem lösen soll. Wovor Bärbel diese Angst habe, wisse er nicht. Er habe bei schlechten Noten nie geschimpft. Es könne ja nicht jeder gut sein!

Dann lernte ich Bärbel persönlich kennen. Dem ersten Eindruck nach stand ein Kind aus den fünfziger Jahren vor mir.

Ihre Kleidung wirkte altmodisch und ungepflegt. Ihre Haare waren offenbar lange nicht gewaschen und geschnitten worden. Sie trug eine Brille mit schwarzem, dicken Rand und großen Gläsern. Sie begegnete mir sehr unsicher. Ich spürte, dass sie Hilfe suchte, das aber nicht zugeben wollte. Als Grund für ihr Schwänzen gab sie an, dass sie von den anderen Kindern verstoßen und verlacht werde. Sie sei ja so hässlich. Im gleichen Atemzug meinte sie aber, sie käme schon klar, würde Lösungen finden. Sie wisse, dass sie ein Mensch sei, den keiner mag. Der Vater sei eine Ausnahme. Aber er sei ja auch dazu verpflichtet. Weil er sonst Ärger bekommt, werde sie auch wieder zur Schule gehen. Aber nicht gleich! Schon ihre Mutter wollte sie nicht haben. Andere Kinder werden von ihrer Mutter geliebt. Sie selber sei nichts wert, deshalb sei alles so gekommen.

Bärbel war bereit, mit mir einen Leistungs- und Persönlichkeitstest zu machen. Sie empfand dies offenbar als Abwechslung in ihrem Leben. Ich stellte fest, dass ihr Leistungsprofil sehr disharmonisch war. Ihr Allgemeinwissen und ihr logisches Denkvermögen waren für ihr Alter zu gering entwickelt. Sie bewies dagegen eine gute technische Begabung, konnte sich altersgerecht konzentrieren und verfügte über ein gut entwickeltes Wahrnehmungstempo.

Ihr Persönlichkeitsprofil ergab deutliche Hinweise auf ein hochsensibles, sehr ängstliches Mädchen mit einem stark gestörten Selbstwerterleben, einer geringen Frustrationstoleranz und einem Mangel an sozialer Konfliktfähigkeit.

Ich fragte sie, ob sie bereit wäre, regelmäßig zu mir zu kommen, damit wir gemeinsam an der Lösung ihrer Probleme arbeiten können. Sie willigte ein, setzte aber hinzu, dass ich sie niemals zwingen dürfe, zur Schule zu gehen. Das sagte ich ihr zu, ließ mir aber im Gegenzug von ihr unterschreiben, dass unser gemeinsames Therapieziel ein baldiger und regelmäßiger Schulbesuch sei. Sie strahlte mich an: „Ja, ich komme gern!“

Sie kam dann selbstständig zu den Therapiestunden mit dem Bus (fast eineinhalb Stunden Fahrzeit!) und war immer schon lange vor der vereinbarten Zeit im Wartezimmer. Sie arbeitete interessiert mit, solange nicht das Wort „Schule" fiel. Wenn sie vermutete, dass sich hinter unserem gemeinsamen Tun etwas verbergen könnte, was sie befähigen sollte, wieder zur Schule zu gehen, so zeigten sich bei ihr deutliche Paniksymptome.

Dennoch gelang es mir, bei ihr wieder Freude am Lernen und der Beschäftigung mit Schulmaterialien zu erreichen. Ich führte sie an Computerspiele heran. Das begeisterte sie, und mit großer Freude löste sie Mathematik- und Englischaufgaben, die spielerisch definiert waren. Erstaunt registrierte sie, was sie noch alles konnte.

Mir gelang es, den Vater davon zu überzeugen, dass er ihr auch am Tage öfter den Zugang zum Computer ermöglichte. Das gab ihr deutlichen Auftrieb und stärkte ihr Selbstvertrauen.

Im nächsten Schritt nutzte ich die Freude an den Romanheftchen, die sie zu Dutzenden las, indem ich ihr anspruchsvolle Bücher auslieh und sie animierte, sich in der Bibliothek anzumelden. Stolz zeigte sie mir bei der nächsten Konsultation ihren Bibliotheksausweis und schwärmte von den Büchern, die sie dort alle gesehen hatte. In den Therapiestunden übten wir in Rollenspielen Konfliktbewältigungsstrategien und den altersmäßig angemessenen Umgang mit Gleichaltrigen.

In einem Beratungsgespräch mit dem Vater versuchte ich, ihn dafür zu sensibilisieren, das Kind modischer zu kleiden, ihr eine moderne Frisur machen zu lassen und eine neue Brille zu besorgen. Der Vater war erschrocken. Ihm war nie aufgefallen, dass das Kind so altmodisch gekleidet war. Er erklärte mir, nicht viel Geld zu verdienen, und die Bekleidung stamme von der Mutter. Die Sachen lagerten noch bei ihnen auf dem Boden im Kleiderschrank. Er sei so froh gewesen, dass sie Bärbel jetzt so gut passen. Er sei aber bereit, dem Mädchen jetzt eine Jeans und ein Shirt zu kaufen.

Statt zum Frisör würde er sie aber zur Nachbarin schicken, die könne ganz gut Haare schneiden. Das mache sie bei ihm auch immer. Wegen einer neuen Brille reagierte er sehr skeptisch. Die würde doch Unsummen kosten! Zu einer Beratung beim Optiker ließ er sich aber überreden. Ich hielt ihm vor Augen, dass allein die finanzielle Strafe für weiteres Schulschwänzen höher ausfallen würde, sollte die Therapie erfolglos enden, als die angesprochenen Ausgaben.

Zur nächsten Stunde kam ein strahlendes Mädchen in einer schmucken Jeans und einem hübschen Shirt zur Tür herein. Wir machten Fotos. Wieder und wieder wollte sich Bärbel die Fotos anschauen, und ich spürte, dass sie Gefallen fand an dem, was sie sah. Gemeinsam besprachen wir eine neue Frisur und machten Experimente mit den Haaren vor dem Spiegel. Nie zuvor hatte sie auf diese Dinge geachtet. Jetzt erwachte der Teenager in ihr, der schick sein wollte.

Dem Vater schien diese Veränderung auch zu gefallen. Er genehmigte ihr sowohl den Frisörbesuch als auch eine neue Brille. Parallel zu dieser Verwandlung arbeiteten wir weiter an der Verbesserung ihrer sozialen Kompetenz.

Inzwischen war es Ende Mai geworden, und mir war klar, dass Bärbel die achte Klasse wiederholen muss, da sie zu viel Stoff versäumt hatte. Ich besprach das mit ihr, und sie war einverstanden, noch die restlichen vier Wochen bis zu den Sommerferien in die siebte Klasse zu gehen. Der Vater stellte mit meiner Unterstützung den Antrag in der Schule. Als die Genehmigung vorlag, ging Bärbel nach sechs Monaten totaler Schulverweigerung (und monatelangem Teilschwänzen zuvor), so als sei nichts geschehen, zur Schule.

Sie wurde in der siebten Klasse gut aufgenommen, freundete sich mit einem Mädchen an, das mit ihr im gleichen Schulbus fuhr. Ihre ehemaligen Klassenkameraden beachteten sie nicht.

In den Sommerferien traf sie sich ab und zu mit der neuen Freundin. Wir machten in der Zeit eine Therapiepause. Im neuen Schuljahr begleitete ich Bärbel noch therapeutisch bis Weihnachten, um die erlernten Strategien zu stabilisieren. Sie zeigte weder Angstsymptome noch auffällige körperliche Beschwerden.

Tobias - Das schwierige Leben eines Kindes, das nach einer schweren Geburt den Wünschen seines Vaters nicht gerecht werden konnte

Mein kleiner neuer Patient war dreieinhalb Jahre alt und hieß Tobias. Er saß mit finsterem Gesicht und einer in Falten gelegten Stirn völlig bewegungslos auf einem Stuhl. Beim Anblick dieses stur dasitzenden kleinen Bürschchens musste ich unwillkürlich schmunzeln. Andere Kinder in dem Alter betrachten das Spielzeug im Raum und rutschen meistens auf dem Stuhl so lange hin und her, bis ich ihnen erlaube aufzustehen und zu spielen, solange ich mit der Mutter rede. Oftmals warten sie die Erlaubnis auch gar nicht ab. Die Mutter wirkte auf mich nervös. Sie verbreitete um sich herum Unruhe.

Ich sprach Tobias freundlich an, ermunterte ihn aufzustehen und zu spielen. Doch er rührte sich nicht, praktizierte weiter seinen „bösen Blick".

„Ja sehen Sie", griff die Mutter gleich ein, „bei ihm hakt es sehr oft aus." Er sei wenig aufgeschlossen, reagiere immer gleich mit Opposition. Er werfe sich oft hin und schreie hysterisch. Mit Erwachsenen spreche er generell nicht, auch nicht mit seiner Erzieherin in der Kindertagesstätte. Mit den Kindern versuche er schon zu sprechen, doch durch seine fehlerhafte Aussprache werde er oft nicht verstanden. Er bekomme logopädische Behandlung. Eigentlich sei das sinnlos, denn mit der Logopädin spreche er auch nicht. Es gelinge auch nicht, mit ihm vernünftig zu spielen. Er werfe alles Spielzeug nur umher. „Mein Sohn ist leider verhaltensgestört" war das Fazit der Mutter. Auf meine Fragen erzählte sie mir dann, dass er das vierte Kind der Familie sei. Er habe drei Schwestern, die dreizehn, elf und sechs Jahre alt sind. Dann sei vor einem Jahr noch ein kleiner Sohn geboren, der von der ganzen Familie verwöhnt werde.

Tobias kam unter Sauerstoffmangel mit der Nabelschnur um den Hals auf die Welt. Bis zu seinem ersten Geburtstag erlebte die Mutter seine Entwicklung als normal. Dann kam er in die Kindereinrichtung. Hier fiel auf, dass er sich von den Kindern abwandte. Er beschäftigte sich immer allein. Seine Sprachentwicklung verlief verzögert. Mit zwei Jahren sprach er erste Worte, wurde aber nie richtig verstanden. Seit einem halben Jahr haben sich die Auffälligkeiten zugespitzt.

Der Vater habe sich immer einen Sohn gewünscht, sei aber von Tobias enttäuscht. Er lehne ihn ab, sei sehr streng und oft ungerecht zu ihm. Max hingegen, den Jüngsten, vergöttere er! Die Schwestern mögen Tobi auch nicht. Sie sind eifersüchtig, weil die Mutter sich so oft mit ihm beschäftigt.

In den ersten Stunden, die ich mit dem Jungen allein verbrachte, war es sehr schwer, Kontakt herzustellen. Sein ganzer Körper drückte Abwehr aus. Bei Fragen oder Forderungen reagierte er mit Unruhe, dann aber erstarrte er wieder und setzte seinen „bösen Blick“ auf. Ab und zu wischte er angebotenes Spielzeug ruckartig vom Tisch.

In der sechsten Therapiestunde änderte sich sein Verhalten schlagartig. Er suchte Körperkontakt, sah mich an und begann zu spielen. Er bezog mich in sein Spiel mit ein und sprach auch mit mir, allerdings für mich völlig unverständlich. In den folgenden Therapiestunden bemerkte ich, dass sein Sprachverständnis altersgerecht war. Mehr und mehr gelang es mir auch, ihn zu verstehen. Immer dann, wenn er sich sicher fühlte, sprach er zwar grammatikalisch falsch, aber verständlicher. Wenn er unsicher war, weil er glaubte, eine Anforderung nicht zu bewältigen, war er nicht mehr zu verstehen. Sein Verhalten schlug sehr schnell um. Es wechselte von kleinkindhaft zutraulich und anschmiegsam zu stur und aggressiv.

Dieser kleine Junge erlebte starke Emotionen von Angst, Verunsicherung, Minderwertigkeit und Wut. Ich vermutete, dass der Sauerstoffmangel unter der Geburt zu einer Schädigung des Gehirns geführt hatte, die die gestörte Sprachentwicklung zur Folge hatte. Er fand weder zu Hause in seiner großen Familie noch in der Kindereinrichtung die notwendige Geborgenheit und Sicherheit, um mit den Folgen emotional fertig zu werden.

Tobias konnte seine Bedürfnisse nicht ausdrücken, die dadurch oft auch nicht befriedigt wurden. Er war permanent frustriert, zog sich zurück und schwieg, bis die Anspannung in ihm so groß wurde, dass sie sich explosionsartig durch Schreien, Bocken und Umherwerfen von Gegenständen entlud. Da er auf der sprachlichen Ebene keine Chance hatte, versuchte er ständig durch Trotz und Opposition Aufmerksamkeit zu bekommen.

Kinder in so einer Situation erleben Schimpfen, Anbrüllen und auch körperliche Züchtigung als Zuwendung und wissen oft nicht, was sie tun sollen, um anders wahrgenommen zu werden. Meine Therapieziele bestanden deshalb darin, eine Verbesserung der Eltern-Kind-Interaktion zu erreichen und Tobias' Selbstwerterleben zu stärken, indem ich für ihn erlebbar machte, was er alles konnte. Weiterhin wollte ich ihm Verhaltensstrategien beibringen, wie er altersgerecht soziale Beziehungen gestalten kann. Ich ging davon aus, dass seine Sprache parallel dazu verständlicher wird.

Um diese Ziele zu erreichen, benötigte ich dringend die Mitarbeit der Eltern und der Erzieherin des Kindergartens. Die Mutter, die durch eigene Berufstätigkeit und den Haushalt mit fünf Kindern selbst sehr gestresst war, gab sich große Mühe in der Umsetzung all dessen, was wir besprachen. Auch seine Erzieherin arbeitete kompetent mit. Nur den Vater erreichte ich leider nicht. Er verhielt sich so stur, wie manchmal sein kleiner

Sohn. Er mochte dieses Kind nicht und zeigte das deutlich. Das war für Tobias sehr schwer zu verkraften und erschwerte die Therapie erheblich.

Tobias kam gern zu mir. Fröhlich kam er in das Therapiezimmer. Ich konnte ihn immer besser verstehen. Er genoss es sehr, dass ich mich fast eine Stunde nur mit ihm beschäftigte. Nach sechs Monaten berichtete seine Erzieherin, dass er im Kindergarten zwei feste Freunde gefunden habe, mit denen er altersgerecht spiele. Er konnte sich jetzt auch der Erzieherin gegenüber artikulieren. Dadurch konnte sie auch auf seine Wünsche eingehen. Seine Sprache war noch immer sehr fehlerhaft, aber mehr und mehr verständlich, seine Wutanfälle waren rückläufig.

Ich begleitete Tobias zwei Jahre lang therapeutisch. Ich half der Mutter durchzusetzen, dass der Junge ein Jahr von der Einschulung zurückgestellt wurde. Dann hörte ich lange nichts mehr von der Familie.

Fünf Jahre später stand ein Junge in meinem Wartezimmer, in dem ich nicht auf den ersten Blick Tobias erkannte. Der Junge war sehr dick und wirkte aufgedunsen. Er beobachtete mich genau, wie ich wohl auf ihn reagiere. Als ich ihn erkannte und freudig begrüßte, strahlte er mich an. Doch seine Miene wechselte schnell wieder und drückte Traurigkeit aus. „Ich möchte wieder zu dir kommen, ich schaffe alles nicht allein", sagte er leise in sehr deutlicher Aussprache. Ich bat ihn, in den Therapieraum zu kommen.

Er erzählte mir, dass er sich vor zwei Jahren umbringen wollte, weil die Eltern dauernd wegen ihm stritten und sich trennen wollten. Seine Schwestern hätten ihm deshalb „die Hölle heiß gemacht", weil er schuld sei. Da wollte er nicht mehr leben. Er hatte dann von einem Arzt Tabletten bekommen. Von denen sei er so dick geworden. Außerdem hätten sie ihn müde und träge gemacht. Er sei in der Schule deshalb ganz schlecht geworden. Er habe die Tabletten ein Jahr lang genommen. Mutti habe sie dann abgesetzt.

Nun sei schon wieder ein Jahr vergangen, doch er werde nicht dünner. Alle lästern über ihn. Er habe Angst vor dem Sportunterricht. Besonders schlimm sei es, wenn sie mit der Klasse zum Schwimmen gehen. Vor Angst sei er schon mal ohnmächtig geworden. Zu Hause lästere sein Vater. Der mache sich ständig lustig über ihn. Dann streitet die Mutter wieder mit dem Vater. All diesen Stress könne er nicht mehr aushalten.

Ich versprach ihm, mich zu kümmern. Nur äußerst selten bittet ein Kind in dem Alter freiwillig um therapeutische Behandlung. Ich traf mich mit der Mutter. Sie bestätigte mir, dass es viel Krach zu Hause gäbe, weil sie es nicht ertragen könne, wie ihr Mann Tobias behandelt. Sie habe an Scheidung gedacht. Doch da protestieren ihre Töchter, die sehr am Vater hängen. Mit ihnen gehe er sehr liebevoll um. Wenn er zum Beispiel Süßigkeiten mitbringt, verteile er sie an die Mädchen und den Jüngsten. Zu Tobias sage er: „Du bist zu fett, du bekommst nichts.“

Der Junge fühle sich schuldig an den Streitigkeiten zu Hause. Die Mutter glaube, dass er noch oft Suizidideen habe, da es auch in der Schule für ihn nicht mehr schön sei. Überall werde er gehänselt. Dass seine Gewichtszunahme eine Folge der Tabletten war, habe sie zu spät bemerkt, als sie mal den Beipackzettel gelesen habe. Da habe sie sie sofort abgesetzt. Sie versuche, ihn kalorienreduziert zu ernähren, doch sie müsse für alle Essen zu Hause haben und sei den Tag über auf der Arbeit. Was sich Tobias an Nahrung nimmt, könne sie nicht kontrollieren.

In den nächsten Stunden stellte ich mit Freude fest, dass seine Sprachentwicklungsstörung vollständig behoben war. Sein intellektuelles Leistungsprofil und seine Konzentrationsfähigkeit wiesen durchgängig Werte im Normbereich auf. Mit Misserfolgen konnte er jedoch nicht adäquat umgehen. Sofort verfiel er in Abwertung seiner Person und beschimpfte sich. Seine Frustrationstoleranz war sehr gering. Er fühlte sich schnell schuldig, ungeliebt, abgewertet und reagierte mit depressiven Symptomen.

Das waren Ansatzpunkte für die therapeutische Arbeit mit ihm. Doch es blieb sein massives Übergewicht, das für seine Gesundheit schädlich war und ihm immer wieder Spott und Misserfolge bescheren würde. Ich durchforstete alle Abnehmprogramme für Kinder, die ich in eine Verhaltenstherapie einbauen könnte. Doch bei allen Programmen war die Mitarbeit der Familie unumgänglich.

Ich schlug Tobias deshalb vor, zu einer Kur für übergewichtige Kinder zu fahren. Das löste Angst und Abwehr bei ihm aus. Ich besorgte Prospekte und zeigte ihm, dass alle Kinder, die dorthin fahren, dick sind. Die Mutter stellte einen Kurantrag, und nach drei Monaten durfte ihr Sohn fahren. In diesen drei Monaten hatte ich intensiv mit ihm daran gearbeitet, seine Frustrationstoleranz zu erhöhen, altersgerechte Konfliktlösungen zu trainieren und seine Steuerungsfähigkeit zu verbessern.

Er blieb zwölf Wochen in der Kurklinik und nahm 15 Kilo ab. Er hatte sich dort sehr wohl gefühlt, war von den Kindern akzeptiert worden und hatte Freundschaften geschlossen. Strahlend stand er vor mir. Er sah erholt und deutlich schlanker aus. Sein Normgewicht hatte er aber noch nicht erreicht.

In den nächsten vier Monaten, in denen wir zusammenarbeiteten, schaffte er es, sein Gewicht zu halten. Dann trennten sich seine Eltern. Eine Schwester, der kleine Bruder und Tobias zogen mit der Mutter in einen anderen Ort. Die älteste Schwester lebte schon allein, die andere zog mit dem Vater mit. Tobias musste die Schule wechseln. Einige Male brachte die Mutter den Jungen noch mit dem Auto zur Therapie, dann wurde es ihr zu viel. Tobias hatte keine Schuldgefühle bezüglich der Trennung seiner Eltern mehr geäußert und hatte auch keine Suizid-ideen mehr.

Ich hoffte, dass er weiterhin einen guten Entwicklungsweg einschlagen konnte.

Martin - Der Sohn eines Verbrechers

Die Mutter kam in meine Sprechstunde und meldete ihren acht Jahre alten Sohn Martin zur Therapie an. Sie habe so große Angst um seine Entwicklung. Er „raste“ zu Hause oft völlig aus. Er schreie und zerstöre dann Gegenstände, verprügele auch oft die beiden jüngeren Geschwister. Kleinste Anlässe würden dazu führen. In der Schule habe er keine Freunde, rede oft hässlich über andere Kinder. Sein Schriftbild sei sehr schlecht. Oft müsse er deshalb Seiten noch einmal schreiben. Auch das führe zu Wutausbrüchen. Zeichnen könne er gar nicht. Sie mache sich solche Sorgen, weil er viele Eigenschaften zeige, die sein Vater hatte, der „ein Verbrecher“ war. Einer so negativen Entwicklung des Jungen wolle sie vorbeugen.

Auf meine Fragen hin erzählte sie, dass Martin ihr Wunschkind gewesen sei. Der Vater wollte keine Kinder. Er kümmerte sich auch nie um sein Kind. Er arbeitete viel außerhalb des Hauses. Wenn er zu Hause war, konnte sich Martin alles erlauben. Wenn sie dem Jungen Grenzen setzte und er deshalb schrie, verprügelte der Vater sie. Sie litt unter ihrer Ehe, zog zeitweilig mit Martin aus, kehrte dann aber doch wieder zurück und bekam noch ein zweites Kind von diesem Mann, als Martin vier Jahre alt war. Auch um dieses Kind, ein Mädchen, kümmerte sich der Vater nicht. Er war viel unterwegs, und die Mutter befürchtete zu Recht, dass er einer Bande angehörte, die Einbrüche beging. Bei einem dieser Einbrüche kam der Vater ums Leben. Es war zu einer Explosion gekommen, die ihn tötete. Martin war damals fünf Jahre alt.

Es folgten polizeiliche Untersuchungen und viele Befragungen, durch die sie nervlich sehr angespannt war. Sie gab die Kinder deshalb für eine Weile zu einem Onkel. Bei ihm herrschte auch kein harmonisches Familienklima. Die Erwachsenen stritten sich täglich. Der Onkel demütigte ständig die Tante. Die Mutter wusste, wie schlecht die Stimmung in dieser Familie war, hatte aber in dieser Situation nicht die Kraft, sich selbst um die Kinder zu kümmern.

Nach einem Vierteljahr holte sie die Kinder wieder zu sich. Sie war aus dem Heimatort fortgezogen, weil dort so viel über ihre Familie hergezogen wurde. Martin wurde dann immer schwerer lenkbar. Er zeigte viele Trotzanfälle, nässte wieder ein und hatte Sprachprobleme. In den neuen Kindergarten wollte er auf keinen Fall gehen. Jede Anforderung führte zur Verweigerung. Es wurde erst ein wenig besser, als die Mutter einen neuen Freund hatte, der sich sehr gut auf die Kinder einstellen konnte. Als dieser Mann zu ihr zog, blühte Martin auf, nässte nicht mehr ein und hatte weniger Trotzanfälle.

Kurz vor Martins Einschulung mit sieben Jahren zogen sie gemeinsam in eine größere Wohnung, da die Mutter wieder ein Kind erwartete. Als dieser Junge geboren wurde, war Martin ganz begeistert. Doch bald wurde er eifersüchtig. Er merkte, dass der Vater dieses Jungen sich sehr viel und sehr liebevoll um das Baby kümmerte.

Martin begann damit, Aufmerksamkeit um jeden Preis zu erpressen, indem er viel bockte, normalen Alltagsanforderungen nicht mehr nachkam, ab und zu wieder einnässte, Dinge mit Absicht zerstörte und viel Streit mit der Schwester begann. In der Schule bekam er bald zu spüren, dass er die Anforderungen nicht zur Zufriedenheit erfüllte. Seine Schrift war krakelig, es fiel ihm schwer zu lesen. Dieser Frust erhöhte seine Reizbarkeit.

Nach all dem, was die Mutter mir erzählt hatte, tat mir der Junge leid. Es handelte sich offenbar um ein Kind, das um Liebe bettelt. Ein Kind, bei dem die Mutter befürchtete, es könnte kriminell werden. Es sprach viel dafür, dass Martin diese Befürchtung spürte. Träfe dies zu, so würde sie seine Hilflosigkeit verstärken, die er mit diversen Verhaltensauffälligkeiten zu kompensieren versuchte.

Vor mir stand dann ein sehr dünner Junge, der mich durch eine große Brille zutraulich anschaute. Er habe keine Sorgen, würde aber gern zu mir kommen, wisse nur nicht, weshalb. Ich deutete vorsichtig einige Probleme an, die er erstaunt zurückwies. Es gehe ihm gut. Er tat alles, um vor mir als liebes Kind zu erscheinen. Bereitwillig führte er alle Aufgaben aus, die ich ihm stellte.

Während mehrerer Konsultationen führte ich testdiagnostische Untersuchungen mit ihm durch. Ich konnte feststellen, dass sein Denkvermögen überdurchschnittlich gut entwickelt war. Alle feinmotorischen Fähigkeiten lagen aber weit unter der Norm. Sein Leistungsprofil zeigte erhebliche Schwankungen. Kinder, die unter solchen Störungen leiden, können ihre Fähigkeiten schwer realistisch einschätzen. Wenn Martin Schwierigkeiten beim Lösen einer Aufgabe hatte, wurde er sehr unruhig und machte Bewegungen, die nicht zur Situation passten. Misserfolge bagatellisierte er sprachlich, benötigte dann aber großräumige Aktionen, um sich abzureagieren. Er sprang auf, rannte durch das Zimmer, kippte Bausteine aus et cetera. In Erfolgen sonnte er sich, wertete sich mit ihnen auf, lobte sich selbst überschwänglich.

Ich hatte bald den Verdacht, dass seine Brille nicht angemessen war und er deshalb vieles nicht richtig wahrnehmen konnte. Ich empfahl der Mutter eine spezielle augenärztliche Untersuchung und die Durchführung von Ergotherapie. Martin wurde nach dieser Untersuchung in eine Augenklinik eingewiesen. An beiden Augen fanden chirurgische Eingriffe statt.

Als ich ihn nach ein paar Wochen wiedersah, strahlte er mich glücklich an. „Ich wusste gar nicht, dass die Welt so aussieht“, sagte er. Wir machten eine Therapiepause, während er zur Ergotherapie ging, denn ich wollte den Jungen nicht überfordern. Er brauchte auch noch Zeit, um zu spielen. Die Mutter kam aber ab und zu zur Beratung. Ich empfahl ihr, in der Schule Nachteilsausgleiche für Martin zu beantragen, da er ja tatsächlich beim Lesen, Schreiben und Zeichnen sehr benachteiligt war. Das wurde genehmigt. Er bekam nun keine Bewertungen mehr vor der ganzen Klasse für diese Leistungen und durfte Diktate mit der Lehrerin allein mit einem größeren Zeitvolumen schreiben. Er musste auch nicht mehr laut vor der Klasse lesen.

Mit der Mutter besprach ich weiterhin, dass sie versuchen sollte, das Verhältnis von Lob und Tadel oder Kritik zu verbessern. Über den Tag gesehen sollte sie viermal mehr loben als kritisieren. Eine kleine Strichliste in der Hosentasche half ihr dabei. Am Anfang fiel es ihr sehr schwer, wenn sie etwas kritisiert hatte, Lobmöglichkeiten zu finden, doch sie war bald erstaunt, wie viel man als gegeben hinnahm, wo man auch eine Anerkennung aussprechen konnte. Das kam auch ihren anderen Kindern zugute. Sie bemühte sich sehr, das Klima zu Hause zu harmonisieren. Ihr Partner machte mit.

Nach 20 Stunden Ergotherapie kam Martin wieder zu mir. Er wirkte auf mich ausgeglichen und zufrieden. Er erzählte, dass er sich jetzt besser in der Schule konzentrieren könne. Leider habe er immer noch keinen Freund. Mama möchte so gern, dass er einen Freund findet. Aber keiner wolle mit ihm spielen. Er würde auch gern in einen Fußballverein gehen oder Judo machen, doch durch die Brille gehe das nicht. Ich spielte dann mit ihm einige Logikspiele, die gleichzeitig die Konzentrationsfähigkeit fördern, und konnte wieder bemerken, welch hervorragende Denkfähigkeiten der Junge hatte.

Da fiel mir das Schachspiel ein. Ich sprach mit der Mutter darüber und erfuhr, dass der Partner ganz gut Schach spielen könne. Er brachte dann Martin sehr schnell das Spiel bei. Die

Mutter meldete ihn in einem Kinderschachklub an. Martin war begeistert. Durch das regelmäßige Spiel mit dem Partner der Mutter, der sich dabei auch an die oben genannte 1:4-Regel bezüglich des Verhältnisses zwischen Kritik und Lob hielt, bekam Martin nun zu Hause Aufmerksamkeit. Im Schachklub lernte er bald Kinder kennen, die gern mit ihm spielten. Er hatte Erfolge!

Während der Therapiestunden arbeitete ich mit ihm an Konfliktbewältigungsstrategien und führte mit ihm Übungen durch, die helfen sollten, seine soziale Kompetenz zu fördern. Nach 60 Stunden Therapie beendeten wir die Zusammenarbeit. Ich hatte ein gutes Gefühl, dass Martin einen positiven Weg im Leben gehen wird.

Jonas - Ein kleiner Junge mit aggressiven Fantasien und Sprachproblemen

Ich berichte jetzt von einem Fall, den ich für außergewöhnlich halte und der mir in der Form in all den Jahren meiner Arbeit mit Kindern nicht noch einmal begegnet ist.

Die Eltern meldeten den vier Jahre und sechs Monate alten Jonas an. Sie suchten Hilfe, weil ihr Sohn nicht sprach und motorische Tics entwickelt hatte. So passierte es öfter, dass er auf dem Tisch saß und mit der Hand unentwegt auf die Tischplatte schlug. Unterbrach man diese Handlung von außen, erschrak er so sehr, als hätte er selbst gar nicht bemerkt, was er getan hatte. Oft blinkerte er mit den Augen oder riss mehrfach unkontrolliert den Mund auf.

Jonas Eltern hätten ihren Sohn vom Kinderarzt, Hals-Nasen-Ohren-Arzt und im sozialpädiatrischen Zentrum untersuchen lassen. Er sei organisch völlig gesund. Er verstehe Sprache ohne Probleme. Selbst spreche er circa zehn Worte, die er aber kaum einsetze. Jonas äußere sich über Mimik, Gestik und Geräusche (zum Beispiel „Brrr“ für Auto, „Mamm, mamm“ für Essen).

Die Eltern erzählten, dass sie beide berufstätig seien. Jonas gehe in die Kindertagesstätte, sei gern dort, und alle hätten sich auf seine „Sprache“ eingestellt. Wenn er einmal nicht verstanden werde, würde er sehr bockig werden. Zuhause sei er sehr lebhaft, teilweise zappelig. Er spiele sehr großräumig. Sein vier Jahre älterer Bruder mag deshalb nicht mit ihm spielen.

Die Familie betreue oft noch eine fünfjährige Cousine, die sich aber auch im Spiel von Jonas distanziere. Die Eltern waren beide fest davon überzeugt, dass der Junge intellektuell sehr gut entwickelt sei und nur aus einem unbekannten Grund nicht spreche. Diesen Grund möge ich bitte aufdecken und den Schaden beheben. Es wäre auch sehr schön, wenn er die motorischen Tics nicht mehr zeigen würde. Aber die Sprachproblematik sei ihnen wichtiger.

Dann lernte ich Jonas kennen. Er begegnete mir erst zögerlich und zurückhaltend. Das war ein gutes Zeichen. Distanzlosigkeit spricht meistens für psychische Probleme. Im Spiel ließ sich jedoch schnell ein positiver Kontakt herstellen. Auch das war ein gutes Zeichen. Er wählte Spielzeug für etwa zwei Jahre alte Kinder aus und beobachtete mich genau, wie ich auf das, was er tat, reagierte. Er bot mir Leistungen an, von denen er überzeugt war, dass er sie beherrsche. Über Lob freute er sich deutlich. Sein ganzer Körper drückte diese Freude aus.

Ihn interessierte auch altersgerechtes Spielzeug. Ich bemerkte jedoch seine Hemmungen, im Gebrauch damit Fehler zu begehen. Er beobachtete mich weiterhin ständig. Ich ermutigte ihn, dieses Spielzeug auszuprobieren, und sagte ihm, dass es doch nicht schlimm sei, mal etwas falsch zu machen.

Von einer Minute auf die andere wurde sein Spiel aggressionsgeladen. Er nahm Playmobil-Figuren und Puppen aus dem Puppenhaus, dazu kleine Autos und Spieltiere und spielte brutalste Szenen mit lebhafter Mimik und Gestik, ohne dabei ein verständliches Wort zu äußern. Als er annahm, seine Eltern würden zur Tür reinkommen, machte er mit schnellen Bewegungen sein Tun unkenntlich.

Ich war erschrocken. Einen so starken aggressiven Ausbruch hatte ich von diesem kleinen Jungen nicht erwartet. Er strahlte dann seine Eltern an, schmiegte sich an den Vater, und als die Mutter ihn fragte, ob er wiederkommen möchte, nickte er fröhlich.

Jonas kam dann offenkundig gern zur Therapie. Problemlos ließ er sich von den Eltern trennen. In den ersten 15 Minuten trat er jeweils sehr zurückhaltend auf, wirkte oft ängstlich und gehemmt, produzierte vielfältige motorische Tics. In dieser Zeit ging er auf spielerische Angebote, die von mir kamen, ein. Wir spielten dann miteinander. Ich bemerkte, wie er sich bemühte, alles richtig zu spielen, obwohl ich ihm immer wieder sagte und zeigte, dass man auch Fehler machen und sich korrigieren könne. In dieser Phase schwieg er, aktivierte auch keinerlei Geräusche. Danach trat jedes Mal ein charakteristischer Verhaltenswechsel ein.

Er begann ein eigenes Spiel, aus dem er mich sofort ausschloss. Jonas spielte mit verschiedensten Materialien brutale Szenen, in denen stets alle weiblichen Objekte (Puppen, Tiere) sehr leiden mussten, ehe sie dann durch eine Vaterfigur gerettet wurden. Während dieses Spiels erzeugte er sehr laute Geräusche verschiedenster Art. In jeder Stunde wählte er neue Leiden, die wohl kaum der Fantasie eines Vierjährigen entsprungen waren. Die weiblichen Figuren wurden unter anderem geköpft, gefesselt, ausgepeitscht, in Türme gesperrt, mit Fäkalien übergossen, von Krokodilen zerrissen, überfahren oder eingemauert … und so weiter. Die Grausamkeiten waren grenzenlos. Jonas agierte laut und raumgreifend. Dann nahm er eine Vaterfigur und ließ alle gemarterten Geschöpfe retten.

Nach so einem Spiel wirkte Jonas erschöpft, aber glücklich und zufrieden. Er strahlte mich an. Ich versuchte, in seine Spielwelt mit hineingelassen zu werden, um den Verlauf zu beeinflussen. Zeitweilig ließ er es zu und zu meinem größten Erstaunen „vergaß“ er dann ab und zu, dass er nicht sprechen konnte. Es traten plötzlich ganz deutliche Sätze auf, zum Beispiel: „Nimm doch mal die Steine und lege sie da drauf.“ Ich hatte nicht erwartet, dass er zur Bildung solcher Sätze im Stande war. Auch die Eltern waren völlig überrascht. So etwas hatten sie noch nie von ihm gehört.

In langen Gesprächen mit den Eltern versuchte ich, die Ursache seiner aggressiven Fantasien herauszufinden. Beide wirkten sehr ehrlich und bemüht auf mich, doch wir kamen zu keinem Ergebnis, was diesen Aggressionsstau, den er hier jedes Mal abreagierte, ausgelöst haben könnte. Unklar blieb auch, warum vom Kind gerade alles Weibliche gequält wurde. Der Vater war zwar die Hauptbezugsperson für Jonas, doch er hatte auch zur Mutter ein gutes Verhältnis. Der Vater recherchierte dann auch in der Kindertagesstätte. Ohne Erfolg. Die Erzieherinnen hatten sich auf seine „Sprachlosigkeit" eingestellt. Er bekam dadurch fast mehr Beachtung als die anderen Kinder. Alle mochten ihn, und er ging zu allen hin. Solche Spiele hatten die Erzieherinnen nie bei ihm bemerkt.

Da ich im weiteren therapeutischen Vorgehen sehr verunsichert war, stellte ich den Fall Kollegen vor, doch niemand hatte eine Idee. Alle rieten mir, einfach so weiterzumachen.

Nach 35 Therapiestunden vollzog sich ein Wandel. Jonas spielte keine aggressionsgeladenen Spiele mehr. Parallel dazu gab er seine Gebärden und seine „Geräusch-Sprache" auf. Jonas bemühte sich nur noch um eine Verständigung über die Lautsprache. Er kannte zwar die Worte, ihm fehlte aber die Sprechübung. Er sprach agrammatisch und teilweise dyslalisch. Er wirkte sehr hilflos, da er spürte, wie ungeübt er im aktiven Sprachgebrauch war. Seine Gebärden hatte er aufgegeben. Nun fehlte ihm die sprachbegleitende Körpersprache. Er war zu diesem Zeitpunkt fünf Jahre und sechs Monate alt, wirkte aber auf seine Umwelt auffälliger als vorher mit seiner Mixtur von Laut- und Gebärdensprache. Jonas spürte das, wirkte traurig, lustlos und antriebsgemindert, verfiel aber erstaunlicherweise nicht in sein altes Kommunikationsmuster zurück.

Meine therapeutischen Interventionen richteten sich jetzt darauf, ihm die nötige Selbstsicherheit zu geben, um auf dieser Grundlage die Prozesse zu fördern, die zum Gebrauch der normalen Laut- und Körpersprache führen. Ich bat die Eltern, nun auch eine logopädische Behandlung anzustreben. Das Erlernen der Sprache im aktiven Gebrauch erforderte offenbar seine ganze Kraft. Ich beobachtete im Laufe der nächsten Monate eine Stagnation seiner intellektuellen Entwicklung. Teilweise konnte er manche Fähigkeiten, die er schon einmal erworben hatte, nicht zeigen. So war es ihm zum Beispiel nicht mehr möglich, eine Schleife zu binden, obwohl er in seinen Aggressionsspielen Figuren mit exzellenten Schlingen an die Stühle gefesselt hatte.

Jonas wurde mit sieben Jahren und acht Monaten eingeschult. Er hatte einen Entwicklungsrückstand von circa einem halben Jahr. Zu diesem Zeitpunkt wirkte er sprachlich immer noch auffällig. An dem Auftreten seiner motorischen Tics hatte sich nichts geändert. Sie zeigten sich mal stärker, dann wieder schwächer, ohne erklärbaren Zusammenhang zu der konkreten Anforderungssituation.

Er war bei mir nicht mehr in Behandlung. Auf Wunsch der Eltern hatte ich aber noch einmal einen Leistungstest mit ihm durchgeführt. Er zeigte keinerlei kindliche Spontanität und Fröhlichkeit. Das Kind tat mir leid, aber ich wusste, dass ich ihm nicht weiterhelfen konnte, da ich hinter seine wirklichen Probleme nicht gekommen war.

Jonas hatte für die Schule eine Anerkennung als Integrationskind erhalten. Ich hoffe, dass ihm ein guter Betreuer und eine verständnisvolle Lehrerin zur Seite gestellt wurden.

Sabine - Von einem Hund schwer verletzt

Die 12-jährige Sabine kommt mit ihrer Mutter in meine Sprechstunde. Sie erzählt, dass sie vor sechs Monaten von einem Hund angefallen worden sei, der sie auch gebissen hätte. Sie musste mehrfach operiert werden. Seitdem habe sie große Angst vor Hunden. Sie traue sich nicht mehr allein auf die Straße. Die Mutter müsse sie zur Schule fahren und wieder von dort abholen. Sie will diese furchtbare Angst unbedingt loswerden.

Die Mutter fügte hinzu, dass es noch mehr Ängste des Kindes seit diesem Vorfall gebe. Sabine wasche sich zigmal am Tag die Hände. Sie betone dann immer, es sei Gift an den Händen. Außerdem könne sie immer erst einschlafen, wenn die ganze Familie zu Hause ist. Sie habe ständig Angst, dass auch andere Familienangehörige von Hunden angefallen werden könnten. Sie schlafe dadurch viel zu wenig, sei früh dann noch müde und zanke mit allen herum.

Sabine beteuerte mehrfach, dass sie sich eine Therapie wünsche, die ihr die Ängste nehme. So wie jetzt sei das Leben schrecklich, so wolle sie nicht auf Dauer leben.

Zum Schluss der ersten Konsultation weinte sie heftig. Ich fragte die Mutter, ob zur nächsten Konsultation auch der Vater mitkommen könnte. Ich wollte die Lebens-, Entwicklungs- und Krankheitsgeschichte des Kindes erfragen. Da wären doch sicher auch die Informationen und Meinungen des Vaters hilfreich. Das Anliegen lehnte die Mutter ohne nähere Begründung ziemlich brüsk ab. „Nein, das geht wirklich nicht“, assistierte ihr Sabine.

Das Mädchen berichtete in der nächsten Konsultation von ihren Ängsten weit differenzierter, als ich es von einer 12-

Jährigen erwartet hätte. Sie brachte deutlich zum Ausdruck, dass sie Hilfe brauche, wirkte dabei aber selbstbewusst und überhaupt nicht unsicher. Ihr Auftreten wirkte auf mich etwas irritierend.

Zur nächsten Konsultation kam die Mutter dann allein. Sie berichtete, dass die Familie zum Zeitpunkt von Sabines Geburt auf einem großen Bauernhof im Oberfränkischen zusammen mit den Großeltern lebte. Sabine konnte den ganzen Tag draußen herumtollen. Sie hatten viele Tiere, auch einen großen Hund, den Sabine sehr liebte.

Als das Kind vier Jahre alt war, wurde ihr Bruder geboren. Auf ihn war sie von Anfang an sehr eifersüchtig. Vor allem konnte Sabine es nicht ertragen, wenn ihr Vater, der aufgrund seiner Invalidität täglich zu Hause blieb, sich um den kleinen Sohn kümmerte.

Der Vater wiederum fühlte sich von Sabines Verhalten völlig überfordert. Ständig versuchte Sabine, durch allerlei Unsinn die Aufmerksamkeit des Vaters auf sich zu ziehen. Jener entwickelte mit der Zeit ablehnende Gefühle gegenüber dem Mädchen. Aber er schämte sich auch dafür und wendete sich dann besonders liebevoll der Tochter zu.

Sabine war überzeugt, dass der Vater den Bruder mehr lieben würde als sie. Ihr Protestverhalten erzeugte heftige Spannungen in der Familie. Die Mutter nahm sie tagsüber oft mit in die Ställe oder auf das Feld und beschäftigte das Kind dort. So entstand nach und nach zwischen den beiden eine besonders enge Beziehung.

Ein Jahr später starben die Großeltern kurz nacheinander, und die Familie musste den Bauernhof aufgeben. Sie zog in eine kleine Stadtwohnung. Die Tiere blieben auf dem Land. Das war für alle eine große Belastung. Die Spannungen zwischen Tochter und Vater verstärkten sich erheblich. Die bisherige „Lösung“ gab es nicht mehr – die Mutter konnte Sabine nicht zu ihrer neuen Arbeit mitnehmen. Die Situation beruhigte sich, als Sabine eingeschult wurde und am Tage mehrere Stunden aus dem Haus war.

Sabine war neun Jahre alt, als wieder ein Umzug stattfand. Ein Haus am Stadtrand wurde gemietet. Nun freuten sich alle, wieder Tiere halten zu können. Noch bevor sie einen eigenen Hund anschaffen konnten, geschah dann das Unglück. Sabine wurde in beide Beine und in die Hüfte gebissen. Es folgten Operationen mit Narkosen und vielen Schmerzen im Nachhinein. Noch immer spannten und schmerzten die Narben oft und erinnerten das Mädchen an das furchtbare Erlebnis. Sah sie einen Hund nur von Weitem, fing sie an zu zittern und klammerte sich an die Mutter.

Ich fragte die Mutter, wie sich Sabine verhält, wenn sie mit dem Vater aus dem Haus geht. Das macht er nicht, bekam ich zur Antwort. Die Familie hatte sich dann eine Katze angeschafft. Der Sohn hätte so gern einen Hund gehabt, doch weil Sabine sich so ängstigte, ging das natürlich nicht.

Erst viel später erfuhr ich, dass mir die Mutter einen ganz wesentlichen Teil der Familiengeschichte verschwieg.

Als erstes Ziel wollten wir erreichen, dass Sabine ohne Angst wieder allein aus dem Haus ins Freie gehen kann. Der Weg dorthin verlangte zweierlei: Zum einen musste Sabine begreifen, dass ihre Angst in Situationen, die nicht bedrohlich sind, unbegründet sei und der Aufenthalt im Freien im Allgemeinen nicht mit der Gefahr verbunden sei, vom Hund gebissen zu werden, ungeachtet aller gebotenen Vorsicht.

Darüber hinaus musste Sabine diese unverhältnismäßige (irrationale) Angst wieder ablegen, indem Sie die Erfahrung machte, dass ein Aufenthalt im Freien nicht, auch im wiederholten Fall nicht, zu der befürchteten Katastrophe führe. Das schließe in der Konsequenz ein, die Vorstellung oder auch die tatsächliche Wahrnehmung von einem Hund neutral oder sogar positiv bewerten zu können und nicht von vornherein mit Angst zu reagieren. Um die Voraussetzungen für diese Behandlungsstrategie zu verbessern, thematisierte ich noch einmal ihre Operationen nach der Hundeattacke.

Ich hatte festgestellt, dass die Erinnerungen an das Operationsgeschehen bei Sabine mit panischer Angst verknüpft waren, teilweise mit Symptomen, die sich von der Angst vor Hunden kaum unterschieden. Grund genug für den Versuch, zunächst diese Ängste zu reduzieren.

Deshalb ließ ich sie mehrfach von ihren Operationen berichten. Ich unterwies sie darin, alle Gefühle genau wahrzunehmen und zu beschreiben, die bei diesen Erinnerungen auftreten. Dann nahmen wir die Beschreibungen auf Band auf. Sabine erhielt den Auftrag, sich die Aufnahmen immer wieder – auch zu Hause – anzuhören. Zuerst war sie aufs Äußerste erregt. Irgendwann aber gelang es ihr, ihrem Bericht ganz ruhig zuzuhören.

Damit hatten wir für das weitere Vorgehen Wichtiges geschafft: Sabine war insgesamt wesentlich ruhiger geworden. Und sie hatte eine Erfahrung davon bekommen, dass es möglich war, positiven Einfluss auf Angst zu nehmen.

Jetzt konnten wir uns ganz auf die Angst vor Hunden konzentrieren. So bat ich sie, Fotos von jenem Hund mitzubringen, den sie seinerzeit liebte und mit dem sie herumtollte, als sie noch auf dem Bauernhof lebten. Auf den Fotos war sie als kleines Mädchen zusammen mit dem Hund zu sehen. Nun ließ ich sie von Erlebnissen mit diesem Hund erzählen. Das gelang ihr ohne Anzeichen von Angst. Sie wirkte dabei auf mich sogar entspannt und fröhlich. Ich zeigte ihr dann Bilder von verschiedenen Hunderassen. Die wehrte sie ab, drehte sich weg, atmete heftig.

Im nächsten Schritt übten wir, sich unter meiner Anleitung tief zu entspannen und sich dabei einen schönen Ort vorzustellen. Das gelang ihr gut, und es machte ihr Spaß. Danach lernte sie das Pendeln zwischen zwei Vorstellungen – zum Beispiel der schöne Ort und ihr Zimmer, der schöne Ort und die Schule. Als sie diese Aufgabe gut beherrschte, schlug ich ihr vor, nun zwischen dem schönen Ort und der Vorstellung von einem kleinen süßen Hund zu pendeln. Als dies ohne Angstsymptome gelang, wurden die vorzustellenden Hunde auf mein Geheiß immer ein wenig größer. Wir beendeten jede Vorstellung mit dem schönen Ort. Sabine arbeitete sehr gut mit.

Es folgte dann die Vorstellung von kleinen Szenen, in denen sie langsam auf einen Hund zuging und ihn zum Schluss auch streichelte. Parallel sprachen wir darüber, wie groß die Wahrscheinlichkeit sei, von einem Hund angefallen zu werden. Da sie ein sehr kluges Mädchen war, verstand sie die Problemfrage. Sie wusste übrigens auch, dass der Hund, der sie angefallen hatte, getötet worden war.

Es dauerte viele Wochen, bis sie so weit war, allein einmal 20 Meter vor das Haus zu gehen. Wir stellten ein Übungsprogramm auf, dessen Schwierigkeitsgrad *von ihr* mitbestimmt wurde. Täglich sollte sie den Radius etwas erweitern. Sehr gewissenhaft füllte sie alle Übungsblätter aus und zeigte sie mir stolz. Ein Hund war ihr übrigens bei all diesen Übungen nicht begegnet.

Für den nächsten Schritt benötigte ich wieder die Mutter. Sie musste jetzt mit ihr zu Grundstücken gehen, deren Besitzer sich einen Hund hielten, von deren Existenz man sich mit einem Blick über den Zaun sehr wohl überzeugen konnte. Vor diesen Übungen hatte Sabine mächtigen Respekt. Aber sie hielt durch und bekam keine Panikanfälle.

Kurz danach brauchte sie die Mutter nicht mehr zur Schule bringen. Sie fuhr mit dem Schulbus. Ihr Bruder bedrängte sie täglich zu sagen, wann endlich sich die Familie einen Hund anschaffen dürfte. Doch dazu war sie noch nicht bereit. Als ich einmal mit ihr darüber sprach, meinte sie, dass diese Entscheidung ihr Leben nur unnötig verkomplizieren würde.

Ich hakte nach und erfuhr dann, dass in dieser Familie Rituale herrschten, die ich mir nicht hatte vorstellen können. Der Vater selbst verließ das Haus kaum. Er hielt es für gefährlich, weil er befürchtete, Keime einzuschleppen, die Krankheiten hervorrufen könnten. Wer hinausging, musste anschließend die Schuhsohlen desinfizieren und sich gründlich mit Desinfektionslösung waschen. Wenn ein Familienmitglied mehrfach hinaus- und wieder hineinging, löste das bei dem Vater Panikattacken aus. Die Kinder durften wegen der befürchteten Keime auch keine Schulfreunde mitbringen. Diese gestörten Reaktionen hatte der Vater nach dem Umzug in die Stadt entwickelt.

Die Katze durfte nicht hinaus. Aber wie hätte man einem Hund ständig die Pfoten desinfizieren sollen? Sabine stellte sich vor, dass der Hund ja auch Keime ins Haus tragen und den Vater damit zusätzlich belasten würde.

Die Mutter gestand mir, sich für das Verhalten ihres Mannes zu schämen und deshalb davon nichts erzählt zu haben. Ihr sei schon klar, dass ihr Mann psychisch krank sei, aber bevor es laufend zu Hause Theater gäbe, befolgten eben alle die Anweisungen des Kranken. Für eine Therapie sei ihr Mann nicht bereit. Er sieht sein Verhalten nicht als krankhaft an, obwohl er deshalb berentet ist!

Mir fiel dann wieder ihr Hinweis ein, Sabine wasche sich so viel, weil sie Gift an den Händen befürchtete. Sie bestätigte, dass dies immer noch der Fall sei. Auch sie erläuterte mir ihre Befürchtung, die Keime seien ja nicht nur an den Schuhen, sondern auch an den Händen.

Sabine hatte also die Angst des Vaters vor Keimen verinnerlicht. Zumindest diese Angst hatte wahrscheinlich mit dem Hundebiss und seinen Folgen (im Sinne der oft beobachtbaren Entstehung ganz unterschiedlicher Ängste nach einem traumatisch erlebten Ereignis) nicht das Geringste zu tun. Die übermäßige Angst vor Hunden hatten wir therapeutisch zurückdrängen können, die Angst vor Keimen verlangte gesondertes therapeutisches Eingreifen.

Da wir kaum noch von der Krankenkasse genehmigte Stunden übrig hatten (das Höchstmaß von 60 Stunden war fast ausgeschöpft), schlug ich der Mutter vor, einen Kurantrag für das Kind zu stellen. Ich hoffte, dass Sabine in einer Kurklinik unter Kindern schnell praktisch lernen würde, wie angemessene Hygiene auszusehen habe – und wie nicht. Die letzten drei Stunden wollte ich mir für die Nachbetreuung aufheben.

Sabine fuhr dann für sechs Wochen in eine psychosomatisch orientierte Kinderkurklinik.

Als ich sie wiedersah, freute ich mich über ein gut erholtes, Lebensfreude ausstrahlendes Kind. Das erzählte mir, dass es dort reiten durfte, und zeigte Bilder von „seinem" Pferd. Das sei wunderbar gewesen. Sabine hätte auch schon nach einer Woche überhaupt keine Angst mehr gespürt!

Zum Stall hätte auch ein Hund gehört. Der sei „ganz lieb" gewesen. Ich fragte sie, wie oft sie sich am Tag die Hände gewaschen hat. „Vor dem Essen und wenn ich bei den Tieren gewesen bin – und natürlich nach der Toilette", so ihre Antwort.

So eine Kur sei eine schöne Sache, klärte sie mich auf. Sie habe auch Freundinnen gefunden, mit denen sie sich noch viel schreiben wollte.

Ach ja, zu Hause wollen sie sich nun auch einen Hund kaufen. Sie sei einverstanden, trotz des Gedankens an den ganzen Aufriss.

„Ja, mein Vater spinnt noch, da müssen wir durch. Auch der Hund" war ihre lakonische Einschätzung. Aus ihrer Sicht hatte sie wohl Recht.

Ich war mir sicher, dass sie irgendwann das merkwürdige

Verhalten ihres Vaters als Ausdruck einer Krankheit verstehen würde.

Andrej - Panikattacken bei einem Elfjährigen

Der elfjährige Andrej wurde mir von seiner Adoptivmutter vorgestellt, weil er unter Panikattacken litt. Eine Kinderärztin hatte ihn gründlich untersucht, konnte aber keine Ursachen für diese Anfälle finden. Schon sechsmal musste die Mutter mit ihm in die Rettungsstelle fahren, weil er Attacken mit Herzschmerzen, Herzrasen, hechelnder Atmung und zittrigen Händen hatte. Die Ärzte fanden auch dort keinen organischen Grund für diese Beschwerden. Wenn sie ihm ein Beruhigungsmittel spritzten, verschwanden die Symptome. Man riet der Mutter, das Kind zur Psychotherapie anzumelden.

Sie erzählte mir, dass Andrej in einem kleinen Dorf in Slowenien geboren worden war. Er wuchs dort unter der Obhut der Mutter und seiner Großeltern auf. Der Vater war beruflich bedingt selten zu Hause. Andrej war ein fröhliches Kind, das gern mit den Kindern im Dorf spielte. Er wurde besonders von Mutter und Oma geliebt und nach Meinung der Adoptivmutter überbehütet.

Als er vier Jahre alt war, starb die Mutter ganz plötzlich an einem Blinddarmdurchbruch. Andrej soll das lange nicht realisiert haben. Immer wieder fragte er, wann die Mutter zurückkomme. Dafür wurde er einmal von seinem Vater hart verprügelt, weil dieser die Frage nicht mehr hören konnte.

Zwei Jahre lang wurde er nun von den Großeltern betreut. Der Vater war viel unterwegs. An seinem sechsten Geburtstag erschien der Vater. Andrej dachte, er wolle mit ihm Geburtstag feiern und freute sich. Doch der Vater packte ein paar Sachen zusammen, nahm den Jungen mit, ohne ihm etwas zu erklären, und fuhr mit ihm nach Deutschland. Andrej hatte sich nicht einmal von den Großeltern verabschieden können.

Der Vater brachte ihn in den Haushalt einer Frau, mit der er schon eine Weile liiert war. Sie stammte auch aus Slowenien, lebte aber schon viele Jahre in Deutschland. Mit ihr konnte der Junge in seiner Sprache sprechen. Er sollte sie jetzt als Mutter anerkennen. Der Vater verschwand wieder, tauchte nur alle zwei Wochen für ein Wochenende auf.

Die Frau meldete Andrej in einer Kindertagesstätte an. Hier verstand keiner seine Sprache. Er weinte viel. Die neue Mutter tröstete ihn. Sie versicherte ihm, immer für ihn da zu sein. Sie forderte aber auch, dass er Deutsch lernen müsse, denn mit sieben Jahren käme er in die Schule. Fragen nach seiner Mama und seiner geliebten Oma wurden ihm nicht beantwortet. „Du lebst hier, gewöhne dich daran!“ Das war die Devise.

Andrej lernte sehr schnell die deutsche Sprache und kam in der Kita gut zurecht. Der Vater sprach kaum Deutsch. Wenn er zu Hause war, mussten alle slowenisch sprechen.

Nach einem Jahr kam der Junge in die Schule. Es fiel ihm sehr schwer, sich zu konzentrieren. Da Deutsch nicht seine Muttersprache war, benötigte er mehr Zeit, um zu verstehen, was man von ihm wolle. Er machte Fehler. Darauf reagierte die Mutter sehr ärgerlich. Sie bezog sein Versagen auf sich. Sie dachte, sie müsse beweisen, dass sie ihn gut erziehen und fördern würde, damit ihr das Amt ihn nicht wegnahm. Sie wurde immer strenger zu ihm. Beide litten sehr darunter. Eine Mitarbeiterin des Jugendamtes hatte das bei Hausbesuchen erkannt und sich mit der Adoptivmutter besprochen. Danach ging es besser. Sie reflektierte so gut darüber, dass sie mit mir darüber sprechen konnte. Andrej wiederholte die erste Klasse. Das tat ihm gut. Er wurde kein guter Schüler, die Leistungen reichten aber aus.

Der Vater konnte nur schwer akzeptieren, dass sein Sohn eine Klasse wiederholten musste. Er empfand dies als Schmach. Die Mutter musste Andrej oft schützen, weil der Vater ihn züchtigen wollte. Andrej sollte alle Arbeiten offen hinlegen, wenn der Vater kam. Über jeden Fehler regte er sich furchtbar auf. Er lobte den Jungen nie. Die Adoptivmutter ging dann dazu über, Arbeitshefte zu verstecken. Immer, wenn das Wochenende nahte, an welchem der Vater kam, ging es Andrej nicht gut. Mit der Adoptivmutter verstand er sich immer besser. Sie machten gemeinsam Ausflüge, kuschelten im Bett und spielten zusammen.

Als der Junge neun Jahre alt war, kündigte sich die Oma aus Slowenien zu Besuch an. Er hatte sie vier Jahre nicht gesehen und freute sich riesig. Sie blieb zwei Wochen und verwöhnte Andrej, wo immer es ging. Er war glücklich. Als es hieß, sie müsse nun wieder fahren, bekam er zum ersten Mal Panikattacken. Die Oma hatte solche Anfälle noch nie gesehen und machte sich riesige Sorgen. Sie umhätschelte ihn die verbliebenen Tage noch mehr. Das wurde dann auch der Adoptivmutter zu viel. Oma wurde zur Abreise gedrängt.

Andrej weinte danach zwei Tage. Erst als der Vater ihm drohte, ihn mit dem Gürtel zu verprügeln, hörte er auf und ging wieder in die Schule. Anfälle traten nicht mehr auf.

Als der Junge elf Jahre alt war, wurde bei der Adoptivmutter eine schwere Herzerkrankung diagnostiziert. Der Junge war alt genug, um zu wissen, dass dies eine oft tödlich verlaufende Krankheit ist. Eine riesige Angst überfiel ihn, die Person, die er lieb gewonnen hatte, auch wieder zu verlieren. Er bekam heftig verlaufende Panikattacken. Deshalb wurde er mir vorgestellt.

Er begegnete mir sehr aufgeschlossen. Der Vater dürfe nicht erfahren, dass er bei mir zur Behandlung müsse. Der könne Psychologen nicht leiden. Er meine, Andrej könne diese Anfälle lassen, wenn er nur wolle. Aber er, Andrej, wisse nicht, wie er das anstellen soll. Er glaube immer, wenn ein Anfall auftrete, dass er gleich sterben werde. Das sei jedes Mal ein furchtbares Gefühl. Ich bestätigte ihm, dass jeder Mensch, der unter

Panikanfällen litt, schon den Gedanken gehabt habe, er müsse sterben. Da sei er nicht der Einzige. Aber noch niemals hätte ich gehört, dass wirklich jemand an Panikanfällen gestorben sei.

Ich zeigte ihm an einer Skizze, wie sich ein Anfall aufbaut, seinen Höhepunkt erreicht und dann wieder abflaut. Niemals bleibt er für immer auf dem Höhepunkt. Ich versprach ihm, ihm beizubringen, wie er erkennen kann, dass sich ein Anfall aufzubauen beginne, um ihn dann ganz schnell zum Abklingen zu bringen. „Oh, das wäre toll!“, rief er aus. Ich grübelte, wie der Junge lernen könnte, mit der Angst fertig zu werden, die die Anfälle auslöst. Die war nicht verschwunden, wenn er lernte, mit den Panikanfällen umzugehen.

Seine Angst, die Mutter zu verlieren und dann mit dem jähzornigen Vater allein zu sein, war eine berechtigte Angst. Die konnte man nicht wegdiskutieren. Berechtigte Ängste haben die Funktion, den Menschen zu aktivieren, sich zu retten. Wie konnte sich Andrej aus dieser Situation retten? Mir fiel dazu nichts ein.

Andrej akzeptierte meine Sichtweise, dass seine Panikanfälle Folgen der Angst um das Leben seiner Mutter seien. Da es ihr immer schlechter ging, kam er oft allein. Er sprach sehr offen über die Situation zu Hause. Auch die Adoptivmutter litt unter den Launen und dem Jähzorn des Vaters. Sie wagte es nicht, sich von ihm zu trennen. Sie sagte Andrej, dass sie nicht mehr die Kraft habe, die dazu notwendigen Schritte zu tun.

Ich ermunterte Andrej, den Vater um ein Gespräch „von Mann zu Mann“ zu bitten und ihn zu fragen, was er tun wird, wenn die Mutter nicht mehr am Leben sei. Werden sie denn wieder zurück nach Slowenien gehen? Wird er wieder bei der Großmutter leben? Oder bleiben sie hier, und der Vater suche sich eine Arbeit, bei der er täglich nach Hause kommen kann? Die letzte Alternative wäre Andrejs Albtraum. Ich hielt es aber für wichtig, dass der Junge wisse, worauf er sich einrichten muss. Es vergingen sechs Wochen, bis Andrej den Mut zu einem solchen Gespräch aufbrachte. In der Zeit arbeitete er intensiv an dem Training zur Beherrschung der Panikattacken. Ich staunte über seine schnellen Fortschritte.

Nach dem Gespräch mit dem Vater kam er sichtlich erleichtert zu mir. Der Vater sei nicht ausgerastet. Er habe ihm erklärt, er werde nicht nach Slowenien zurückkehren. Es gäbe zwei Alternativen: Entweder die Oma käme nach Deutschland und wohne bei ihnen, oder Andrej käme in ein Internat. Andrej wünschte sich die Oma, aber auch ein Internat hätte er akzeptiert. Am allerliebsten aber solle die Mutti am Leben bleiben. Manchmal gab es Zeiten der Hoffnung, doch dann ging es ihr wieder schlechter.

Als wir die Therapie nach den genehmigten 45 Stunden beendeten, war Andrej symptomfrei. Die Mutter durchlebte gerade eine Zeit, in der es ihr etwas besser ging. Sie war sehr froh, dass Andrejs Panikattacken vorbei waren.